CONSIDÉRATIONS PRATIQUES

SUR CERTAINES

AFFECTIONS DE L'UTÉRUS.

IMPRIMERIE DE J. TASTU,

RUE DE VAUGIRARD, N. 36.

CONSIDÉRATIONS PRATIQUES

SUR CERTAINES

AFFECTIONS DE L'UTÉRUS

EN PARTICULIER

SUR LA PHLEGMASIE CHRONIQUE

AVEC ENGORGEMENT DU COL DE CET ORGANE,

ET SUR LES AVANTAGES

DE L'APPLICATION IMMÉDIATE DES SANGSUES,

MÉTHODIQUEMENT EMPLOYÉE DANS CETTE MALADIE;

PAR

J.-N. GUILBERT (DE S. D.),

DOCTEUR EN MÉDECINE DE LA FACULTÉ DE PARIS ET PROFESSEUR DE CETTE MÊME FACULTÉ,
MÉDECIN DE LA SOCIÉTÉ MATERNELLE,
MEMBRE DE DIVERSES SOCIÉTÉS SAVANTES, FRANÇAISES ET ÉTRANGÈRES, etc., etc.

« Si j'avais découvert une méthode sûre [de guérir quelque
» maladie, je serais plus content que si j'avais amassé les
» plus grands trésors. »

(*Sydenham à Robert Brady.*)

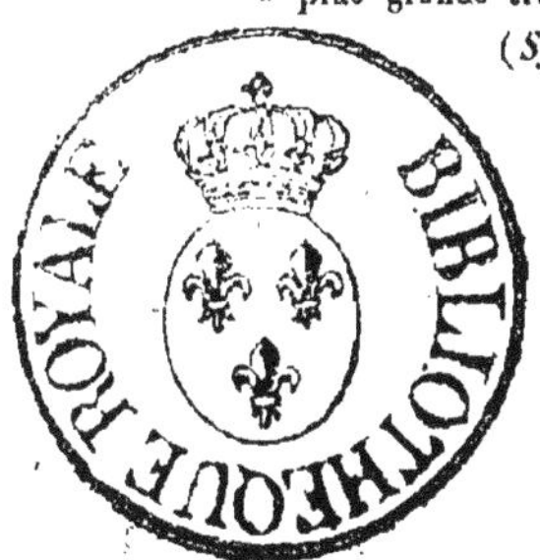

PARIS.

J.-B. BAILLIERE, LIBRAIRE-ÉDITEUR,

RUE DE L'ÉCOLE-DE-MÉDECINE, N. 14.

1826.

VIRIS BONIS,

MEDENDI PERITIS,

D^{is} DESORMEAUX ET RECAMIER,

QUI INCOEPTO FAVÉRE,

OPUSCULUM HOCCE

D. D. D.

AUCTOR AMICUS.

AVERTISSEMENT.

L'Opuscule que je présente au public a été écrit à plusieurs reprises, et, comme on dit, à bâtons rompus. Les devoirs divers que j'ai à remplir ne m'ont point permis de mieux faire. J'ai soigné le fond des choses autant qu'il m'a été possible, mais je suis loin d'être satisfait de la forme, et j'ai besoin, surtout à cet égard, de toute l'indulgence du lecteur.

Sans doute j'aurais dû, pour ainsi dire, fondre en un seul et unique ouvrage les différentes parties qui composent celui-ci; je le ferai quelque jour peut-être, mais je n'ai point dû attendre des instans favorables pour cela. L'idée principale qu'on trouve exprimée dans ces Mémoires avait été livrée au public; quelques praticiens en faisaient bon usage : quelques autres craignaient d'employer un moyen utile qu'ils connaissaient trop peu, tandis que ceux-là faisaient de ce même moyen qu'ils avaient mal compris des applications inconsidérées et peut-être dangereuses ; il était ainsi devenu pressant de rappeler des choses oubliées apparemment , de faire connaître à un plus grand nombre toute ma pensée, avec les développemens convenables et les appuis que lui ont offerts des observations nouvelles. Pour arriver à ce terme dans le plus bref délai, j'ai été forcé de prendre le chemin le plus court, et c'est encore là mon excuse.

CONSIDÉRATIONS PRATIQUES

SUR

CERTAINES AFFECTIONS
DE L'UTÉRUS,

EN PARTICULIER SUR LA PHLEGMASIE CHRONIQUE AVEC
ENGORGEMENT DU COL DE CET ORGANE , ET SUR LES
AVANTAGES DE L'APPLICATION IMMÉDIATE DES SANG-
SUES , MÉTHODIQUEMENT EMPLOYÉE DANS CETTE
MALADIE.

INTRODUCTION.

Tout médecin, dont la pratique a quelque étendue, doit être frappé de l'extrême
fréquence des affections de l'utérus; il a principalement à observer une certaine forme
d'inflammation, qui est commune sur toutes : je
veux dire la phlegmasie chronique avec engorgement du col de cet organe; et trop souvent, il est réduit à gémir sur l'insuffisance
des moyens qu'on oppose d'ordinaire à cette
affection. Cependant elle dégénère, et de la manière la plus grave ! j'ose proposer aujourd'hui
un moyen que j'ai trouvé utile, alors que tous
les autres étaient employés vainement, et dont
la puissance a été quelquefois merveilleuse. Les

premiers succès obtenus à cet égard, je les ai communiqués depuis long-temps aux médecins les plus distingués de cette capitale; j'ai même lu sur ce point, devant une société savante, un Mémoire, en 1821. De nouveaux faits et des succès nouveaux me conseillent de publier des détails plus étendus sur le même sujet.

Puisse le moyen de traitement dont je vais parler, être constamment employé avec la prudence et le discernement que je m'efforce d'inspirer dans tout le cours de cet écrit ! Alors, j'en ai la confiance, il sera constamment utile, et se montrera quelquefois salutaire éminemment.

Ce petit ouvrage se divise en trois parties :

La première est, mot à mot, le Mémoire dont je viens de parler, lu à l'Académie royale de Médecine, le 9 juin 1821, et qui avait pour titre : *Sur un moyen de traitement, qui paraît devoir être d'une grande utilité dans certaines maladies de l'utérus.*

La deuxième comprend quelques recherches sur le même sujet.

La troisième est le développement des différens points de pratique énoncés dans la première partie.

PREMIÈRE PARTIE.

§ I. — SUR DIVERSES AFFECTIONS DE L'UTÉRUS, ET SUR LEURS CAUSES EXCITANTES ET OCCASIONELLES.

LES phlemasies de l'utérus, dont la fin est quelquefois si grave, sont extrêmement communes, à la suite des couches surtout : on les voit encore fréquemment dans d'autres circonstances de la vie de la femme, et elles dépendent d'un grand nombre de causes.

Celles que j'ai rencontrées le plus souvent, étaient produites par l'abus du coït, par des causes rhumatismales et goutteuses, par le transport d'un érysipèle vague ou la présence de certains virus. On les voit encore souvent naître par la cessation des menstrues à l'époque critique, ou même par la seule aménorrhée ; et lorsqu'elles existent, on les voit toujours s'accroître sous ces mêmes influences.

Ces phlegmasies peuvent être périodiques.

1*

Celles qui sont de nature érysipélateuse m'ont paru souvent affecter cette forme, sans qu'on puisse dire encore par quelle raison. Quant à celles qui tiennent à l'aménorrhée, il est facile de comprendre pourquoi elles reviennent ou s'accroissent à l'époque qui devrait être celle de la menstruation.

Elles se développent à la suite des couches, par le retour prématuré de l'usage du mariage, par des courses en voiture ou même à pied, par l'impression du froid sur la peau, un régime échauffant, etc.; mais l'espèce d'*habitude*, contractée en quelque sorte par l'organe utérin, sous les influences de la grossesse, de recevoir des afflux, semble être quelquefois la cause unique qui les ait déterminées. N'est-ce pas ainsi que les femmes qui ont eu beaucoup d'enfans et qui cessent d'en avoir présentent enfin de telles affections sans que l'on observe distinctement, autour d'elles, les autres causes que nous faisons remarquer? Quoi qu'il en soit, elle doit être au moins comptée comme une éminente *prédisposition* à un tel mal, et elle communique une grande force aux plus faibles causes *occasionelles*.

Mais chez les femmes qui n'allaitent pas

elles-mêmes leurs enfans , il existe une cause particulière, et très-puissante, de toute espèce d'engorgemens ; il semble , en effet, que chez la femme accouchée, une sorte de *superflu* se forme , pendant un long temps , destiné à fournir les matériaux du lait et la nourriture de l'enfant. Lorsque l'allaitement n'a pas lieu, ce superflu ne se forme pas moins, et occasione un état remarquable de pléthore , et ces maladies variées connues sous le nom de *laiteuses*, et des engorgemens divers, et sous l'influence des prédispositions et des irritations locales que nous avons signalées, des engorgemens de l'utérus surtout.

Des péritonites du bas-ventre ayant existé, soit pendant la grossesse, soit à l'époque de l'accouchement, il n'est pas rare qu'on observe ensuite un engorgement inflammatoire plus ou moins marqué de l'utérus, etc.

Ces phlegmasies occupent quelquefois le corps entier de l'utérus. Mais celles qu'on observe le plus souvent, sont fixées au col de cet organe et bornées à cette partie, ou avec extension légère sur le corps de la matrice elle-même. Elles sont pour ainsi dire infiniment plus fréquentes que les autres ; du moins sur cent inflammations de l'utérus , il y en a peut-

être quatre-vingt-dix et plus, qui appartiennent à cette catégorie, et cette fréquence
semble avoir ses raisons dans la fréquence elle-
même de certaines causes que nous avons signalées, auxquelles il faut apparemment
joindre la situation déclive de la partie affectée, et peut-être d'autres causes encore. Je
veux, en ce moment, plus particulièrement
parler de ces phlegmasies du col de l'utérus.

§ II. — PHLEGMASIES DU COL DE L'UTÉRUS; LEURS SIGNES;
DIFFICULTÉS DE LEUR DIAGNOTIC.

Elles peuvent être aiguës ou chroniques.
Lorsqu'elles sont aiguës et élevées à un certain
degré, il est difficile de n'en être pas averti;
mais lorsqu'elles existent à un degré moins
élevé et à l'état chronique, beaucoup de femmes, ou ne les reconnaissent point, ou se les
dissimulent à elles-mêmes et les cachent aux
autres; et enfin, il est extrêmement commun que
l'on se méprenne sur leur véritable nature.

Cependant des engorgemens plus ou moins
considérables s'établissent sur cet organe, et
leur passage à l'état de squirre et de cancer,
bien qu'il s'opère lentement et d'abord in-

sensiblement, n'en est pas moins redoutable.

Toutefois, beaucoup de femmes se plaignent seulement d'un simple *échauffement*, qui, à l'examen, présentent l'état de phlogose dont nous parlons.

D'autres ont *quelques douleurs* sur ces régions, et c'est cette phlegmasie qui les tourmente.

Celles–ci ne ressentent qu'un *poids* qu les gêne; celles–là croient avoir une *descente de matrice*. Et en effet, on leur a prescrit un pessaire, qu'elles ne peuvent supporter; mais leur véritable mal est une phlegmasie chronique avec engorgement marqué des parties que nous avons signalées, et il m'est arrivé plusieurs fois de traiter avec succès de prétendues descentes de matrice, en les traitant comme de simples phlogoses.

Telle femme croit n'avoir que des *règles* excessivement *actives* et *douloureuses :* telle autre se plaint de *pertes* ou de *flueurs blanches* abondantes: et l'affection dont nous parlons existe chez elles, à côté de ces accidens extérieurs qui attirent seuls leur attention.

J'ai observé une jeune personne, dont on disait qu'elle était hystérique seulement; elle me présenta tous les signes d'une phlogose intense du col de l'utérus; un traitement qui se rapportait surtout à la considération de cette phlogose, lui fut bien plus utile que tous les moyens vulgairement employés contre les névroses.

Chez les femmes qui sont extrêmement constipées, par suite de ces entérites chroniques auxquelles on ne donne pas toujours assez d'attention, et qui viendront vous consulter sur la difficulté qu'elles éprouvent à aller à la garde-robe, sur les douleurs et la gêne qu'elles ressentent en y allant, vous distinguerez souvent aussi la lésion qui nous occupe. Peut-être, dans le récit qui vous sera soumis, aurez-vous quelquefois à reconnaître que l'entérite a dès long-temps précédé la lésion de l'utérus, affecté plus tard par une espèce d'extension de l'affection inflammatoire de l'intestin ; et peut-être jugerez-vous que sous ce rapport, en particulier, les entérites chroniques et ces constipations opiniâtres qui en dérivent, doivent être sérieusement combattues, et que les femmes doivent être averties des inconvéniens d'un tel état. D'autres fois, au contraire, vous reconnaîtrez que l'affection de l'utérus a précédé l'entérite, et que l'inflammation a marché de l'utérus vers l'intestin. Mais, de quelque manière que soit née cette double affection, l'entérite, on le voit, est, dans certains cas assez fréquens, un moyen d'arriver à la notion de la lésion de l'utérus, et, à tous égards, le médecin lui doit attention.

§ III. — TRAITEMENT ORDINAIRE DES PHLEGMASIES DU COL DE L'UTÉRUS.

Supposons bien reconnue, bien constatée, cette affection si souvent méconnue et si souvent encore cachée et dissimulée par une pudeur inopportune; le traitement qu'on lui applique d'ordinaire est celui que je vais rappeler :

Des saignées révulsives et dérivatives sont d'abord pratiquées. Les bains, les cataplasmes sont multipliés, avec les lavemens et les injections de nature émolliente et calmante, si la douleur est vive. Une éponge imbibée de liquides appropriés est déposée dans l'intérieur du vagin.... Ces moyens étant insuffisans, on a recours aux vésicatoires volans et aux exutoires dérivatifs. Lorsqu'on suppose les irritations inflammatoires tombées et effacées, on passe aux injections ou aux douches mercurielles, sulfureuses ou chargées d'hydrochlorate de soude et d'autres sels, ou simplement d'eau froide, dans la vue de résoudre les engorgemens. On donne encore empiriquement certaines substances narcotiques à l'intérieur.

Ce traitement est fort souvent utile et suffisant, cela est vrai; je me rappelle même avoir dissipé des *métrites* périodiques très-intenses, par un semblable traitement, où les saignées révulsives étaient presque seules employées, et poussées, dès l'invasion du mal, aussi loin que possible; dans d'autres cas, la situation horizontale gardée long-temps, ou des bains, ou des vésicatoires, ou des douches variées, etc., ont fait cesser des engorgemens assez anciens. J'ai donc vu, un certain nombre de fois, ce traitement suivi de succès, quelquefois de succès extrêmement remarquables. Mais combien de fois n'ai-je pas eu à observer le contraire, soit dans ma pratique particulière, soit dans celle des hommes de notre art qui sont, au plus haut degré, soigneux et éclairés !

Mais alors même que la guérison est venue enfin couronner le traitement que nous avions conçu, par quelle longueur de temps, quelle persévérance, quelle accumulation de soins n'a-t-il pas fallu souvent l'acheter ! Or, toutes les femmes ne sont pas capables de cette persévérance, de cette exactitude si nécessaire, et c'est encore là une source d'*insuccès*.

Une autre difficulté non moins considérable et qui nous touche de plus près, est celle-ci : c'est un point fort difficile à déterminer, que celui où les irritations inflammatoires ont cessé, et où les moyens appelés résolutifs, sulfureux ou autres, sont admissibles. J'ai vu les praticiens les plus habiles et les plus attentifs, y être trompés, et je l'ai vu un grand nombre de fois. J'ai vu souvent, par exemple, prescrire des injections sulfureuses qui ont renouvelé une vive inflammation, au lieu de dissiper l'engorgement restant.

Il est d'ailleurs vrai de dire qu'à la suite des couches, et long-temps après, ces engorgemens de l'utérus tendent pour ainsi dire d'eux-mêmes à augmenter, ou à se renouveler, alors qu'on a eu le bonheur de les dissiper; les raisons en ont été précédemment indiquées. De même, à l'époque des règles, ces engorgemens augmentent ou se renouvellent, qu'il y ait ou non aménorrhée ; observations fort simples, et cependant considérables dans la pratique, observations qui exigent que le traitement ac-

tuellement appliqué subisse des modifications
en correspondance avec ces phénomènes : ce
à quoi je ne vois pas que l'on fasse en général
assez d'attention.

Mais quelque talent que l'on possède, quelque
soin qu'on ait donné au traitement de cette
affection, il arrive trop souvent qu'on ne réus-
sit pas à la dissiper, et surtout à la dissiper entièrement.

Je parle ici, je le répète, d'un engorgement du col de l'utérus, avec extension peut-
être vers le corps de cet organe, à l'état enfin
de phlegmasie chronique, et dont l'histoire
et les circonstances ne sont pas encore celles
du squirre cancéreux.

Or, nous employons, depuis quelque temps,
un moyen fort simple et jusqu'à présent très-
efficace, qui a guéri promptement et parfaitement des engorgemens utérins difficiles ou rebelles, et la phlegmasie chronique dont ils
dépendaient. Les faits que nous avons eu à
observer à cet égard ne sont point encore en
grand nombre : mais ils sont tellement remarquables, que nous croyons devoir en communiquer les résultats à nos confrères, et appeler sur ce point leur attention.

§ IV. — NOUVEAU MOYEN DE TRAITEMENT : APPLICATION IMMÉDIATE DES SANGSUES SUR LE COL DE L'UTÉRUS.

Nous raconterons d'abord l'histoire de la maladie qui nous a suggéré l'emploi de ce moyen.

PREMIÈRE OBSERVATION.

Une jeune dame que nous avions soignée, avant son mariage, d'affections variées, ayant principalement rapport, soit aux névralgies, soit à l'érysipèle, eut une première grossesse tourmentée par des péritonites circonscrites au bas-ventre, et qui se dissipèrent à l'aide des saignées du bras, des applications de sangsues, des bains, etc. A l'époque de l'accouchement, nouvelle péritonite, combattue avec succès et effacée par les mêmes moyens ; mais la jeune dame sort bientôt en voiture, par le froid , et fait ainsi quatre lieues pour aller voir son en-fant qui était en nourrice à la campagne. De retour au logis, la péritonite se représente, plus considérable et accompagnée d'une mé-trite marquée. L'accoucheur (M. Gardien), appelé de nouveau, reconnaît ces diverses lé-sions ; un traitement convenable est employé

d'une manière prompte et active : on parvient
à faire cesser la péritonite ; la métrite elle-
même a beaucoup diminué, mais l'engorgement du col de l'utérus persévère, bien qu'on
persévère aussi dans l'emploi des moyens qui
paraissent devoir être utiles particulièrement.
De nouvelles saignées révulsives et dérivatives, des bains, des cataplasmes autour du
bassin, des vésicatoires volans, et à l'intérieur du vagin, des injections appropriées, etc.
Tout cet ensemble de moyens demeure sans
effet. M. Récamier est appelé en consultation :
un examen attentif des régions malades, le
toucher méthodique, pratiqué par le vagin et
le rectum, lui montrent un engorgement assez
marqué de la lèvre postérieure du museau de
tanche, et au-dessus, en face du rectum, une
tumeur faisant à peu près la saillie que présenterait la moitié d'une noix. La tumeur était
rénitente, de manière à faire espérer qu'elle
ne cachait pas un de ces petits abcès qu'on
rencontre souvent dans la substance de l'utérus, sur la fin des métrites funestes : d'ailleurs,
la sensibilité naguère exquise du museau de
tanche était diminuée. On prescrivit des douches, émollientes d'abord, puis résolutives, et à
l'intérieur, des narcotiques. Les douches renou-

velèrent les douleurs, et il fallut les abandonner; en un mot, les moyens les mieux
calculés restaient sans effet utile, et les parties
malades dans le même état.

Cependant, je considérais que la malade
avait été naguère sujette à des affections qui
avaient des rapports avec l'érysipèle, et que
l'érysipèle admet facilement des engorgemens
blancs avec induration. Je devais regarder
aussi que cette dame était comme éminemment
propre, par son état de femme accouchée, à
donner lieu à des engorgemens plus ou moins
considérables; n'ayant d'ailleurs que peu de
confiance dans les moyens que j'aurais pu, à
l'imitation de ce qui se pratique ordinairement, ajouter à ceux que nous avions conseillés et pratiqués : il me fallut rechercher
d'autres moyens, qui pussent me faire espérer
plus de succès. C'est alors qu'il me vint en
pensée de faire appliquer des sangsues, sur
l'engorgement lui-même, immédiatement sur
la lèvre épaissie du museau de tanche, et ainsi
sur une portion notable de la base de la tumeur. Cette *application immédiate des sangsues sur le col de l'utérus*, est ce moyen de traitement que je recommande à l'attention de
mes confrères.

J'en parlai à **M.** Récamier, qui goûta fort ce projet.

Pour rendre cette application facile, j'avais conseillé l'introduction préliminaire du *speculum uteri*, de ce praticien : cet instrument rend, en effet, cette application extrêmement facile, et commode, pour ainsi dire. **M.** Récamier proposa l'emploi d'un tube de verre, au moyen duquel on pourrait, à l'aide du souffle, porter chaque sangsue sur un point déterminé.

On commença par une application de quatre sangsues. Le tube de verre préparé pour appliquer séparément chaque sangsue, fut inutile, ainsi que la pince à pansement dont on s'était muni pour s'aider dans cette petite opération : les doigts suffirent; les sangsues furent dirigées, sans peine, sur les points nécessaires : elles s'y attachèrent en causant moins de douleur que sur la peau [1], et elles parurent fournir un peu plus de sang qu'ailleurs. Cette petite saignée, qui avait été d'épreuve,

---

[1] Les membranes muqueuses paraissent moins sensibles que la peau à ce genre d'irritation. Des sangsues que j'ai fait appliquer sur les gencives, excitèrent fort peu de douleur. Les sangsues appliquées sur la conjonc-

pour ainsi dire, fut réitérée quelques jours après : je ne pensai point que la première application eût pu être suffisante pour détruire un engorgement tel que celui qui a été décrit ; d'ailleurs des douleurs existaient encore. Cette nouvelle application fut de six sangsues ; la membrane muqueuse du col de la matrice avait pâli, par l'effet de la précédente saignée, apparemment. Cette seconde dissipa les douleurs dont nous avons parlé, et même dissipa tout engorgement et toute tumeur. En effet, l'exploration qui fut faite ne montra plus de tumeur, ne montra plus d'engorgement de la lèvre inférieure du museau de tanche, plus de douleur, plus de rougeur, et toutes choses étaient rentrées dans l'ordre accoutumé. La malade, qui ne pouvait plus supporter la voiture, la supporta sans peine.

Ainsi nous avons obtenu, en quelques heures pour ainsi dire, des changemens considérables et salutaires, que les moyens ordinaires, accumulés et disposés avec méthode, n'avaient pu nous procurer.

tive palpébrale, ne paraissent pas non plus fort pénibles à supporter. Il en est de même sur la muqueuse du col de l'utérus.

Cependant, quand s'est représentée l'époque des règles, chez cette jeune dame sujette depuis long-temps à l'aménorrhée et naguère accouchée, et chez laquelle existe cet état de pléthore dont nous avons parlé, de nouvelles douleurs plus légères se sont aussi représentées : on a employé le même moyen, qui cette fois n'était peut-être pas indispensable. On s'en est bien trouvé néanmoins : en même temps qu'il a suppléé aux menstrues, il a fait cesser les douleurs.

Cette observation serait seule qu'elle suffirait, ce me semble, pour engager à répéter une telle expérience : c'est là tout ce que je propose en ce moment.

Mais pour énoncer avec quelques détails mes vœux à cet égard :

§ V. — REMARQUES DIVERSES SUR CE MODE DE SAIGNÉE IMMÉDIATE, SUR LE SPECULUM UTERI, ETC.; OBSERVATION CONSIDÉRABLE.

Je désirerais d'abord qu'un des instrumens de cette expérience, le *speculum uteri*, fût employé plus fréquemment comme instrument exploratoire : non moins fréquemment, s'il se pouvait, que le *toucher méthodique*, qui

lui-même est trop rarement employé : une
pudeur intempestive s'y oppose souvent, il
est vrai ; mais souvent aussi les médecins le
négligent, ils renvoient aux accoucheurs un
procédé qu'ils devraient employer eux-mêmes
et qui, toutes choses égales d'ailleurs, éclaire
de préférence à tout autre, pour ainsi dire,
le médecin qui a encore pour guides, les signes
rationnels, et les antécédens, et les circonstances actuelles qui ne sont pas toutes locales et
palpables ; tout cela ne se révèle pas toujours,
en un instant, à l'accoucheur, qui d'ailleurs
s'est borné le plus souvent à l'étude des lésions
de la matrice qui ont le plus de rapports avec
les fonctions qu'il exerce habituellement. Il
arrive ainsi, par trop fréquemment, qu'on traite
long-temps dans le vague de l'ignorance, une
certaine maladie de l'utérus, qui, au toucher
et par un examen approfondi, se trouve être
fort différente de celle qu'on avait supposée.

Aux notions que le *toucher* nous fait acqué-
rir, le *speculum* ajoute celles que procure *la
vue ;* tandis que le toucher nous éclaire sur le
degré de consistance des engorgemens, sur le
degré de la sensibilité locale, points fort importans sans doute : le *speculum* nous offre des
renseignemens non moins utiles ; en effet, le

col de la matrice se montre sous des aspects
très-variés, qui ne peuvent être sans raison et
qu'il s'agit seulement de lier, à l'aide de l'observation et des procédés rationnels, aux divers
états pathologiques de cet organe. Ainsi nous
avons vu la membrane muqueuse qui le recouvre plus ou moins injectée, plus ou moins
rouge, et d'une teinte assez variée : rouge intense, presque violet, rouge simplement,
rose, ou mêlée d'une teinte jaunâtre, comme
on l'observe à la peau sur certaines plaques
dartreuses, etc., et nous pourrions déjà donner sur ce point nos conjectures, si nous ne
préférions nous exprimer plus tard avec rigueur et précision.

Mais, dès à présent, nous pouvons avertir
que ces colorations diverses ne donneront lieu à
des inductions utiles, que si elles se présentent
avec quelque persévérance : car nous avons
observé chez la même personne, et dans la
même affection, différens degrés de rougeur
et une distribution inégale de cette même rougeur, sans qu'au fond la maladie eût été modifiée notablement. Les changemens à cet
égard peuvent être assez considérables en apparence, le fond de l'affection restant le même
et appelant toujours les mêmes moyens : ainsi

chez la même malade, une exploration nous a présenté le rouge intense : une autre exploration nous a montré la rougeur bornée à la partie intérieure des lèvres du museau de tanche, tandis que le rebord de ces lèvres était blanc et comme d'un blanc de perle ; d'autres explorations nous ont fait voir d'autres teintes, et le fond de la maladie était le même (*nimiùm ne crede colori*).

L'organe de la génération recevant des afflux divers sous les influences de l'imagination et des désirs : la circulation des capillaires étant là, comme ailleurs, modifiée dans son cours par des causes multipliées, et en particulier, ici, par l'expulsion des excrémens et de l'urine, la contraction des muscles du voisinage, l'usage du coït, etc.; ces causes, et bien d'autres, peuvent apporter, en effet, sur la matrice, des changemens de couleur, et occasioner des aspects qu'il faut se garder de prendre pour des productions purement pathologiques.

Cette exploration fréquente nous a fait faire encore d'autres observations qui ne sont pas sans utilité et même sans importance; par exemple :

Un engorgement du col de l'utérus qui au-

rait la consistance squirreuse et serait parfaitement indolent nous présenterait, d'après les
travaux des modernes, l'idée d'un squirre de
cette partie, destiné à subir la dégénérescence
cancéreuse; au contraire, la même tumeur
avec sensibilité augmentée, nous donnerait
l'idée d'une phlegmasie... Eh bien! nous
avons trouvé sur la même personne, sur la
même tumeur de consistance squirreuse, tantôt une sensibilité plus ou moins vive et quelquefois une douleur exquise, tantôt une indolence complète. Il y a donc ici à faire une
réflexion toute semblable à celle que nous
avons énoncée tout à l'heure : la notion de la
durée de ces symptômes est ici indispensable
pour former un jugement assuré. Un toucher
isolé ne suffit pas pour prononcer sur ces matières : il faut toucher plusieurs fois : il faut
aider son diagnostic de tous les signes rationnels, et ne pas trop accorder à l'unique
caractère ou de *sensibilité douloureuse*, ou au
contraire d'*indolence*.

Point de doute que, dans les cas douteux, le
speculum, c'est-à-dire les renseignemens que
procure la vue ne puissent être d'une grande
utilité. On traite, avec quelque succès, certains cancers extérieurs : mais combien ces

succès deviendraient plus rares, si nous étions réduits au toucher, lui seul, pour les reconnaître et conseiller notre traitement ! Servonsnous donc du *speculum uteri*, comme instrument exploratoire, le plus souvent qu'il nous sera possible, et bientôt les différentes manières dont la muqueuse vaginale, dont le col de la matrice peuvent être affectés, nous seront mieux connues, et le traitement de ces affections deviendra plus exact et plus sûr. (*Cognitio morborum, materia remediorum.*)

Mais il n'est pas inutile de dire un mot de la forme du *speculum uteri*. Celle qui, pour les cas ordinaires, m'a paru la plus commode, est celle d'un cône tronqué, creux [1], qui a de haut cinq pouces et demi, seize lignes de diamètre à sa petite extrémité, et dix-neuf lignes à la moitié de sa hauteur. De plus fortes dimensions sont trop gênantes et ordinairement elles sont tout-à-fait inutiles. L'étain poli peut être la matière du *speculum*. Les parois de ce cône creux et tronqué, n'ont pas besoin de plus d'un tiers de ligne d'épaisseur.

[1] Voyez le dessin lithographié, à la fin de cette première partie.

Sa base doit être échancrée à partir de la moitié de la hauteur du cône, de manière à former une espèce de gouttière, et les bords de l'échancrure doivent être arrondis; par-là aussi le diamètre de sa base est sensiblement diminué, et le séjour de l'instrument, à l'entrée du vagin, moins incommode. Le *speculum uteri* que je viens d'indiquer ne diffère pas de celui que M. Récamier emploie en ce moment.

Pour l'introduction du *speculum*, la malade étant horizontalement située, l'extrémité de l'index de la main gauche est placé au bas et à l'extérieur de la vulve. En même temps, l'instrument, que l'on a saisi par la base et de la main droite, est appliqué de manière, que la moitié droite du contour de la petite extrémité du *speculum* se trouve obliquement insérée comme un coin, au-dessus de l'index gauche, dont on se sert ensuite pour dilater le vagin d'un côté, tandis qu'on opère une semblable dilatation de l'autre côté en pressant sur le *speculum*, et lui donnant une direction perpendiculaire à la vulve, d'oblique qu'elle était; alors, et en appuyant un peu sur le bord périnéal de la vulve, il est introduit facilement et sans douleur. On doit le maintenir en situation;

autrement il serait promptement expulsé.

Il est convenable, pour la plus grande dé-cence, de recouvrir les cuisses et le pourtour de la vulve, par un drap et des serviettes qui ne laissent plus à découvert que le col de l'utérus, au fond du *speculum ;* par ces soins la pudeur des femmes nous a paru con-solée.

La gouttière du *speculum* étant disposée convenablement, l'application des sangsues se montre extrêmement facile ; car le *specu-lum*, en dilatant latéralement les parois du vagin, à d'autant rapproché de la vulve son fond, c'est-à-dire le col de l'utérus : en effet on le voit saillir à l'intérieur du *speculum*, et s'offrir en quelque sorte à l'application que l'on va faire ; les doigts suffisent en général ; on peut s'aider toutefois du tube de verre et de la pince à pansement.

Pour favoriser l'application des sangsues, il faut essuyer, avec un linge fin, la mucosité qui recouvre le point auquel la sangsue doit s'attacher ; sans cette précaution il est quel-quefois impossible de la faire prendre. Il faut encore avoir égard à ces autres précautions si connues, et qu'un homme de génie n'a pas dé-daigné de décrire. (STAHL, *Diss. de sanguisu-*

garum utilitate, Hal. 1699. Cette dissertation a été recueillie par Haller.)

Les sangsues étant tombées, on peut soutenir la saignée au moyen d'injections tièdes. Je n'ai point encore vu que l'écoulement sanguin se prolongeât trop long-temps, de manière à inquiéter, même la femme chez laquelle la saignée était pratiquée. Si cet accident, qui n'est pas rare ailleurs, arrivait ici, des injections acidules et d'autres moyens appropriés, qu'il est inutile de rappeler, le feraient cesser promptement.

Nous espérons que, par l'emploi raisonné de ce moyen si simple, des engorgemens du col de l'utérus, réputés jusqu'alors insolubles, obtiendront une guérison réelle ; et l'observation suivante, fort remarquable à divers égards, est en particulier bien propre à autoriser de telles espérances.

DEUXIÈME OBSERVATION.

Madame R... me fit appeler, il y a environ trois ans ; elle avait été traitée des suites d'une inflammation de l'utérus, par un médecin instruit, qui, après des saignées propres à abaisser les symptômes inflammatoires, avait conseillé des injections sulfureuses ; le succès n'avait pas répondu aux espérances : ces injections avaient renouvelé l'inflammation, et même l'avaient exaltée considérablement : une péritonite marquée l'accompagnait. Il fallut avoir recours à des saignées révulsives, à des applications de sangsues abondantes et multipliées, des bains, etc. Après un long traitement qui fit cesser toute inflammation, toute douleur locale, il restait cependant encore un engorgement notable sur tout le col de l'utérus, et cet engorgement paraissait s'étendre quelque peu sur le corps de l'utérus lui-même. Il avait cela de particulier dans sa forme, qu'il tenait le museau de tanche dirigé vers la région iliaque gauche, et opposé directement à cette région : le col de l'utérus était d'ailleurs irrégulièrement épaissi et allongé, et formait une tumeur oblongue, placée horizontalement dans le bassin. Des saignées avaient été réitérées de temps en temps ; des bains, une situation convenable, avaient été prescrits, et des narcotiques à l'intérieur, et des injections de diverse nature. On parvenait, par cet ensemble de moyens, à faire cesser les douleurs locales, toutes les fois qu'elles se représentaient : mais l'engorgement restait le même. La malade, désolée de voir sa situa-

tion si peu améliorée, s'adressa à divers médecins, entre lesquels plusieurs occupent les
premiers rangs parmi nous. Ils prescrivirent
tous des moyens utiles et consacrés par l'expérience, et ces moyens furent impuissans.
Cet engorgement, qui persévérait depuis plus
de deux années, n'avait pas diminué : au contraire, il avait pris un développement notable,
lorsque je fus appelé de nouveau. Je propo-
sai, cette fois, d'ajouter à ce que je conseillais
d'ordinaire, l'emploi d'une saignée sur l'engorgement lui-même, par des sangsues et en
s'aidant du *speculum :* cependant j'insistai peu
sur ce moyen, craignant qu'il n'eût pas un
succès complet dans une affection si ancienne.
La malade se borna d'abord à user du traitement qui jusqu'alors l'avait fréquemment
soulagée; mais cette fois, elle en tira peu d'a-
vantages, et elle fut consulter encore un autre
médecin, M. Récamier, qui, ayant appris que
je soignais cette dame, voulut, avant tout,
conférer avec moi sur son état. Nous eûmes
ensemble une consultation : le toucher pratiqué, par le vagin et le rectum, montra toute
la grandeur de l'engorgement indiqué ; le
mode de rénitence de cet engorgement faisait
croire qu'il pouvait être de la nature des

corps fibreux, si souvent observés sur cet organe. Nous pensâmes donc que l'engorgement demeurerait insoluble probablement, qu'il fallait éloigner de lui toute irritation et toute douleur, etc.; que cependant des chances plus favorables étaient possibles, et l'application des sangsues sur le col de l'utérus fut convenue. Cette application a été faite quelques jours après, au moyen du *speculum :* elle fut si facile et si peu douloureuse, que la malade d'elle-même, et sans attendre notre avis, la fit réitérer par le chirurgien que je lui avais adressé, et plusieurs fois, et jusqu'à ce qu'elle se sentît bien. Comme j'espérais peu de ce moyen dans ce cas, je négligeai d'en constater les effets immédiatement : Madame R... me fit annoncer d'ailleurs qu'elle était sans douleur et beaucoup mieux : je m'en tins à ces nouvelles satisfaisantes, et ne fis point un examen dont je n'espérais point alors de lumières favorables.

Mais cet examen ne tarda pas à être fait. Subitement, cette dame est prise de douleurs, d'espèce rhumatismale à ce qu'il paraît, et croyant éprouver un retour de son mal accoutumé, elle va consulter M. Dupuytren, qui, après un toucher fort attentif, déclare positivement qu'il n'a reconnu aucune maladie de la matrice, et lui conseille d'ailleurs de se couvrir de flanelles et d'appliquer des vésicatoires volans autour du bassin, pour dissiper les douleurs dont elle se plaignait. Cette opinion si remarquable sur un fait si important pour elle, et en même temps si différente de celle que nous avions énoncée nous-mêmes, fit désirer à cette dame de nous revoir aussitôt. Je l'examinai avec tout le soin possible, et je trouvai en effet la matrice revenue à l'état le plus sain; le col de l'utérus n'avait plus que les dimensions ordinaires, et il avait repris sa direction naturelle.

Cette amélioration, ou plutôt cette entière guérison de la maladie utérine, a été constatée, après trois ou quatre applications de sangsues sur le col de l'utérus, chacune de six à huit sangsues; et peut-être s'est-elle prononcée plus tôt.

Il est difficile de rencontrer un fait qui constate mieux les avantages qui peuvent résulter de l'emploi du moyen dont je viens de parler. En effet, comme on l'a vu, il s'agit d'un engorgement ancien, existant depuis près de trois ans, éprouvé par des traitemens fort variés, conseillés par des hommes instruits et dont plusieurs ont un mérite fort distingué ; cet engorgement avait d'ailleurs la consistance des corps fibreux, et dans un petit nombre de jours, il a été dissipé ; et un des meilleurs juges en cette matière, M. Dupuytren, a constaté cette guérison avant nous-mêmes.

Il me reste en ce moment à dire un mot sur les précautions à prendre dans l'emploi de ce moyen de traitement, et à remplir, à l'imitation de Frédéric Hoffmann et d'autres pathologistes, le § des *cautelæ*.

§ VI. — CAUTELÆ.

Je n'ai point jusqu'à présent remarqué que ce moyen eût le moindre inconvénient : mais il est évident qu'il pourrait en avoir s'il était appliqué à contre-temps, et sous les directions de l'inexpérience. Par exemple, ce moyen veut être employé, et les praticiens en sentiront facilement les raisons, après que des saignées générales, et même des saignées dérivatives, ont été faites dans une mesure suffisante. Si, avant de pratiquer ces saignées générales, et sous les influences d'une vive inflammation et de la pléthore, on commençait par ce genre de saignée immédiate, non-seulement on ne ferait pas de bien, mais on augmenterait les afflux existans sur l'utérus, et on les ferait abonder sur le même organe.

Nous venons de parler des influences de la pléthore ; c'est ici le cas d'ajouter que toute pléthore n'est pas apparente, et de rappeler que les femmes accouchées, ou qui viennent de sevrer, ou qui sont sujettes à la goutte vague, à l'érysipèle, etc., vivent sous les influences de cette pléthore, dont elles ne portent pas cependant de signes extérieurs.

Qui de nous encore, livré à une pratique un peu étendue, n'a pas rencontré de ces femmes, chez lesquelles il est pour ainsi dire impossible de faire une application de sangsues, sans qu'aussitôt il arrive au lieu même de l'application, un érysipèle, une éruption anomale, une tumeur phlegmoneuse même, ou un mal quelconque ? Quelles précautions infinies, en quelque sorte, ne faudrait-il pas chez elles, avant de se livrer, sans hésitation, à l'emploi de ce moyen !

Les praticiens ont encore à observer, assez souvent, même après des saignées générales, estimées suffisantes, qu'une application de sangsues, suffisante aussi, en apparence, des—

tinée à faire cesser une inflammation locale,
avec quelque engorgement , n'opère aucun
de ces effets ; au contraire même , il arrive
parfois que les symptômes augmentent ; alors
une nouvelle application de sangsues , sur le
même lieu , et plus abondante que la première,
en général, devient ordinairement utile et
opère tous les effets qu'on en attendait d'a-
bord. De semblables observations seront à
faire sans doute, et une semblable méthode
devra être suivie dans l'emploi des saignées
immédiates du col de l'utérus. Une fois ce genre
de saignée reconnu nécessaire, il faudra répéter les applications de sangsues, jusqu'à ce
qu'on ait obtenu le succès qu'on est en droit
d'attendre.

Ce genre de saignée ne sera pas jugé convenable, pour ces phlegmasies du col de l'utérus , qui , chez les jeunes femmes, succèdent
souvent à l'usage immodéré du coït, à un
voyage dans une voiture cahotante, et autres
influences de même nature. Ici la médecine
de la cause est souvent suffisante : la conti-
nence , un long repos pourront les guérir, et
s'il le faut, on associera à ces moyens , quelques moyens presqu'aussi simples.

Mais dans tous les cas de phlegmasies de

l'utérus qui auront résisté aux traitemens ordinaires, à leur application bien entendue,
il conviendra d'employer la saignée immédiate du col de l'utérus, avec les précautions
et les soins que nous avons indiqués.

Par ce moyen, on fera donc cesser ces
flueurs blanches abondantes, ces ménorrhagies,
qui tiennent à une inflammation chronique
des régions signalées.

La saignée immédiate réussira encore dans
les cas désignés quelquefois sous le nom de
simple *échauffement*, et où l'on trouve, en
général, épaississement des lèvres du museau
de tanche, avec rougeur et sensibilité augmentée, ou autre lésion analogue.

Mais dans ces phlegmasies de nature mobile, je veux dire qui se développent sous les
influences de la goutte, du rhumatisme, de
l'érysipèle ou du virus dartreux, etc., la
simple saignée du bras sera trouvée quelquefois plus efficace, ainsi que des irritations soutenues sur les extrémités supérieures.

Telle femme ne se plaindra que d'une descente de matrice, selon ses expressions, et des
sangsues appliquées immédiatement à la
phlegmasie avec engorgement, qui la gêne si
fort, feront cesser la prétendue descente de

matrice. Mais si l'engorgement est considérable, si la rougeur et la douleur sont notables, des saignées du bras, plus ou moins abondantes, devront précéder l'emploi de notre moyen.

Il pourra triompher encore, dans ces cas où l'on a lieu de croire que la matrice est le siége de corps fibreux peu développés ; on a vu qu'à cet égard des succès semblent nous avoir été promis.

Ne lui devra-t-on pas la guérison de certaines hystéries rebelles, que tous les antispasmodiques, et mieux, que des saignées supérieures abondantes, et des applications froides n'auront pu dompter entièrement ?

N'est-il pas permis encore de croire que ce même mode de saignée immédiate, en rapprochant la déplétion sanguine du point affecté, sera, dans les inflammations de l'ovaire, plus utile que les moyens vulgairement usités : alors que des saignées générales auront toutefois été employées suffisamment ; n'a-t-on pas le droit d'espérer que, dans ces cas, très-difficiles aussi, et plus fréquens que l'on ne pense, il ajoutera quelque chose à la puissance de l'art ?

Dans les cancers caractérisés de la matrice, impuissant pour guérir, il opérera du moins

3*

ce soulagement que nous voyons souvent résulter, dans les cancers extérieurs, des applications de sangsues faites sur leurs contours tuméfiés.

Mais dans les cas, plus ordinaires, où ce moyen aura guéri, si la femme qu'il a secourue est exposée à éprouver des retours de pléthore, et probablement dès-lors de nouveaux afflux sur l'utérus : si, par exemple, elle subit les inconvéniens des suites de couches, ou si encore elle est sujette à l'aménorrhée ; il faudra pronostiquer un nouvel engorgement comme possible, afin qu'on n'attribue point à ce moyen des inconvéniens qu'il n'a pas, et qu'il est au contraire destiné à combattre. En même temps il faudra s'appliquer à prévenir ces nouveaux afflux sur l'utérus, en établissant des points d'irritation sur la peau, et en pratiquant des évacuations convenables.

Une expérience plus étendue ajoutera à ce §, à ce petit mémoire ; j'invite à y concourir les médecins éclairés et sages. Puissions-nous, en fixant la mesure d'utilité de ce moyen de traitement, l'agrandir au-delà de ces premiers aperçus, au-delà des espérances que des faits si remarquables nous ont données !

Tel était le mémoire que j'ai communiqué à l'Académie royale de médecine, le 9 juin 1821. Le commissaire chargé de faire un rapport sur ce mémoire (M. le professeur Désormeaux), lui a donné des éloges, qui ont été pour moi des encouragemens.

SECONDE PARTIE.

———◆———

Cependant j'étais étonné de n'avoir pas
songé plus tôt à un moyen qui me paraît
aujourd'hui si simple, et qui est comme la
conséquence naturelle d'antécédens fort connus, et j'ai voulu rechercher si cette petite
opération n'avait pas été tentée par d'autres
avant moi. Les résultats que j'ai obtenus n'ont
pas été seulement curieux, ils présentent encore quelque utilité et méritent d'être connus.

Il y a deux idées principales dans cette petite opération : la première est l'application
immédiate des sangsues sur le museau de
tanche ; la seconde est le moyen de cette
application, ou le *speculum*.

Sur le premier point : en relisant avec attention la thèse de Stahl sur l'utilité des sangsues, *de sanguisugarum utilitate*, j'ai re-

marqué l'histoire suivante, qu'il raconte d'après Zacutus Lusitanus : *Phrenitis ex retentis lochiis, neque venæ sectione in talo, neque tibiarum coxarumque scarificatione, neque hirudinibus ad hæmorrhoïdes adhibitis, levabatur ; ex iisdem ad uterum* MAGIS IMMEDIATÈ *admissis, quatuor numero; secutá largá evacuatione, meliùs habuit patiens.* Et je me suis hâté de chercher dans Zacutus Lusitanus lui-même, l'interprétation de ces mots : *magis immediatè.* Ne s'agissait-il que d'une simple application à la vulve ? ou s'agissait-il d'une application encore plus immédiate que celle-ci ? Voici les expressions dont se sert Zacutus Lusitanus lui-même : *Quatuor hirudines* FILO APPENSAS *apponere jubeo*, *ex quarum suctu secutá largá evacuatione*, etc. Quoique le mot *apponere* puisse laisser quelque doute sur le vrai sens de cette phrase, les mots *filo appensas* expriment d'autre part une précaution qui semblerait supposer l'introduction des sangsues dans le vagin : si ce n'est toutefois le dessein de les retenir à l'entrée de ce conduit.....

Mais Zacutus a-t-il interprété lui-même ce fait remarquable dans la suite de ses ouvrages? A-t-il répété cette opération? Trouve-t-on des éclaircissemens à cet égard dans ses volumineux écrits ? En les feuilletant avec la plus grande attention, on ne trouve aucun éclaircissement sur ce point, et l'on serait tenté de croire que Zacutus a totalement oublié cette opération, qui lui avait procuré des succès. Ainsi ayant à traiter plus tard, dans ses livres, soit des moyens à employer dans la suppression des menstrues, soit de ceux qu'il convient de mettre en usage dans les tranchées qui succèdent à l'accouchement, alors que l'évacuation des lochies se trouve diminuée, suspendue ; il se borne à prescrire la saignée du pied, les sangsues aux hémor-rhoïdes et les scarifications des cuisses. *Prax. hist.* l. 3, c. 10, 20.

Néanmoins, la petite opération que Zacutus Lusitanus avait inventée, fut répétée plus tard par un médecin de Ferrare, Jérôme Nigrisoli. Ce curieux imitateur de Zacutus Lusitanus l'étendit avec intelligence à divers cas de pratique, et enfin, *vaincu par les sollicitations de ses amis*, il a donné sur ce point un petit traité, intitulé : *Progymnasmata, in quibus novum præsidium medicum, appositio videlicet hirudinum internæ parti uteri, in puerperii et mensium suppressione exponitur, rationibus, auctoritatibus, et experimentis confirmatur.*

Ce petit traité de Nigrisoli est extrêmement rare ; peu de bibliographes en parlent, et la plupart de ceux qui en font mention ne l'ont pas lu, ce me semble. J'en donnerai donc ici une courte analyse, et je ferai connaître cet auteur et ce livre, presque *inconnus.*

J. Nigrisoli était lecteur ordinaire de l'université de Ferrare, et médecin de Ferdinand Gonzague, duc de Guastalla, Reggio, etc. Il est auteur d'autres ouvrages sur la nécessité de la saignée dans la fièvre maligne, sur l'usage du suc de citrons dans les fièvres, et d'autres mémoires *utiles* et *agréables*, non-seulement aux médecins, mais aussi aux amateurs des *bonnes lettres*

En particulier, ses *Progymnasmata* parurent en 1665 : je prie de le remarquer, 1665 ! et inspirèrent tout-à-coup force sonnets et madrigaux latins et italiens, et un *vaticinium* qui est imposant. Des calculs, que nous regardons comme très-exacts, et que nous ne chercherons point à vérifier, établissent que l'on trouve dans ces mots : *Doctor Hieronymus Nigrisolus à Ferraria*, autant de lettres numériques qu'il en faut pour faire tout juste la somme de 1665 ; et cette même somme de 1665, correspondante, comme l'on voit, à l'année qui vit naître cette production du docte Nigrisoli, se retrouve encore dans ce vers prophétique : *Æsculapius* (678) *alter* (206) *destinabitur* (640) *orbi* (141) : total 1665. Les conséquences que l'on doit tirer de ces éloges arithmétiques, à la gloire de Jérôme Nigrisoli, sont positives et indubitables. Nous n'insisterons pas davantage à cet égard, et nous passerons à l'analyse de son opuscule.

Nigrisoli avait hésité de faire part au public de son petit traité, où il ne s'agit que d'un *seul* remède ; mais il fut encouragé par cette sentence d'Æschile : *Qui fructuosa, non qui multa scit, sapit ;* et il se décida enfin à faire connaître qu'il avait employé un moyen, que Zacutus Lusitanus indique (*lib.* 1 *de medic. princ. hist. Hist.* V), que bien peu de personnes ont remarqué et que tout le monde a négligé, à savoir l'apposition des sangsues à la partie interne de l'utérus, dit-il, pour rappeler l'évacuation des lochies.

Il ajoute : Je m'en suis servi cette année même, avec le plus heureux succès, d'abord chez une dame illustre, doña Anna Lolia, puis bientôt après chez la très-illustre doña N. N. : toutes deux étaient en couches ; l'une était affectée d'une pleurésie de

mauvais caractère, l'autre d'une fièvre maligne très-violente : chez toutes deux les lochies étaient supprimées ; déjà elles étaient
frappées de délire, dans un danger mani-
feste et dans le plus triste état. J'eus à
admirer , poursuit-il, l'efficacité du même
moyen dans la suppression des menstrues.
J'osai d'abord l'employer chez une honnête
fille appelée Lucia , servante de la dona N. N.
Elle était tourmentée par divers symptômes
graves, dépendans de cette suppression. Je l'ai
pratiquée depuis chez plusieurs autres , alors
que tous les autres remèdes ne leur appor-
taient point de soulagement. Elles ont toutes
été guéries et rendues à leur ancienne santé.

L'auteur prouve ensuite par des raisonnemens divers et par l'autorité d'Hippocrate,
Galien, Zacutus Lusitanus, Avicenne, Actua-
rius, Aëlius, Arétée, Fernel, Mercatus,
Capivaccius, Augenius, Sennert, Paul d'Æ-
gine, et d'autres encore, que le remède qu'il
propose est très-convenable, fort utile, et sans
aucun danger.

Entre les raisonnemens qu'il fait valoir, on
peut remarquer le suivant, qui tient lieu de
beaucoup d'autres : c'est qu'en bonne thérapeutique, il faut choisir des remèdes tels qu'on

imite le plus possible et la marche et les moyens
de la nature elle-même ; Hippocrate le veut :
Le médecin, dit-il , *doit imiter la nature*, et
Cicéron atteste que tous les *hommes doivent
se laisser conduire par* elle , lorsqu'*elle agit
bien* , RECTÈ OPERANTEM.

Ensuite, il se propose d'établir que le remède
qu'il a employé, guérit *citò*, *tutò* et *jucundè*.
Il lui est facile de montrer qu'en effet il guérit
citò et *tutò* ; quant au *jucundè*, le docteur Nigrisoli s'applique à le prouver en comparant
son remède aux terribles pessaires des anciens, bien plus propres à déterminer des métrites funestes qu'à guérir une maladie quelconque.

J. Nigrisoli répond ensuite à diverses difficultés qui lui ont été faites :

On avait paru craindre que les sangsues ne
s'introduisissent dans l'utérus, dans le méat
urinaire, et n'y excitassent une hémorrhagie.
Il n'a pas de peine à répondre à cette objec-
tion : Ce serait, dit-il, la faute du chirurgien
et non pas du remède ; d'autres moyens très-
importans peuvent donner lieu à de plus
grands accidens entre les mains d'hommes
inhabiles : ils n'en sont pas moins très-usités
(exemple : la saignée avec la lancette), par la

raison qu'ils sont, comme le nôtre, très-utiles. Entre les mains d'un chirurgien adroit, ou même d'une femme intelligente dressée à ce genre d'opération, nos sangsues attachées à un fil et appliquées avec quelqu'attention ne donneront lieu à aucun accident; et des accidens auraient lieu, qu'il serait facile d'y remédier : on emploierait, ajoute-t-il, les moyens indiqués par Dioscorides, l. 6. c. 32, et Paul d'Ægine, l. 5. c. 37, pour retirer les sangsues du gosier et de l'estomac : et ces autres moyens vulgaires par lesquels on rappelle les sangsues fourvoyées dans le rectum, dans les cas d'application de sangsues à l'anus.

On avait craint aussi que les sangsues ne favorisassent le développément des tumeurs squirrheuses de l'utérus ; craintes vaines ! car on remarque non-seulement que les sangsues extraient le sang pur et la sérosité, mais encore, dit-il, celui qui est épais et *féculent*, et qui serait propre à produire des tumeurs squirrheuses. Il cite, à cet égard, diverses autorités, et il ajoute : *Et in praxi observatur.*

Mais on avait été jusqu'à redouter que l'utérus n'en devint impropre à la fécondation : plus vaine terreur ! et non sans quelque *fiction;* Nigrisoli répond d'une manière péremptoire : l'expérience, dit-il, nous a débarrassés de toute espèce d'inquiétudes à cet égard ; les femmes qui, par mon conseil, ont été soumises à ce genre d'application de sangsues, se sont montrées, depuis ce temps jusqu'aujourd'hui, véritablement fécondes, et sont heureusement accouchées de garçons et de filles, qui sont venus à bien.

Suivent quelques détails sur la manière de bien appliquer ces sangsues : il veut qu'elles soient liées, à leur partie inférieure, au moyen d'un fil, qui ne soit ni trop épais, ni trop mince : puis, qu'elles soient appliquées sur cette partie de la membrane interne du vagin, qui est mise à découvert lorsqu'on écarte les lèvres de la vulve. On doit les suivre de l'œil, jusqu'à ce qu'elles soient fortement attachées et qu'elles aient commencé à exercer leur succion. Alors il les fait délier, afin qu'elles remplissent, librement et mieux, les fonctions dont elles sont chargées. Les autres précautions qu'il conseille, n'ont rien qui ne soit fort connu.

L'auteur termine en racontant quelques faits qui établissent l'utilité de son remède. Il aurait fait connaître exactement le nom des femmes qui l'ont expérimenté, si elles ne s'y étaient refusées, *moroso, quo nescio, pudore detentæ.*

PREMIER FAIT. Chez une dame accouchée, les lochies cessent de couler au troisième jour : fièvre ; douleur de tête, violente, cruelle. Comme cette personne était d'une nature assez pauvre, sans autre évacuation sanguine, il fit appliquer immédiatement quatre sangsues, à la partie interne de l'utérus, dit-il ; après une grande évacuation de sang, la fièvre et la douleur de tête s'effacèrent, et en quelques jours, la malade fut guérie parfaitement.

DEUXIÈME FAIT. Aménorrhée opiniâtre, suivie de douleurs de tête, palpitations de cœur, dyspnée, *facies* mauvais ; application de quatre sangsues à la partie interne de l'utérus, et la malade fut rendue à sa santé et à sa *beauté* premières.

TROISIÈME FAIT. Il est à peu près semblable au second. Il sera donc passé sous silence, tandis que je continuerai d'abréger ceux dont il convient de parler.

QUATRIÈME FAIT. Aménorrhée, suivie de mélancolie, dégénérée en manie proprement dite. La jeune malade voyait des démons, et elle éprouvait toutes ces misères que décrit Hippocrate dans son livre *des maladies des*

vierges. On la croyait possédée du malin esprit ; on avait en vain employé toute sorte de
remèdes , des saignées supérieures , infé-
rieures , etc., et le tout inutilement. On la fit
attacher au moyen de bandelettes , et on lui
fit appliquer quatre sangsues sur les points
désignés. On vint à bout, sans beaucoup de
peine , d'obtenir une large évacuation de sang ,
et au moment même , à l'admiration de tout
le monde , elle commença à mieux aller ; elle
revint à elle, et le sang continuant de couler ,
elle se rétablit parfaitement.

Cinquième fait. Une autre jeune personne ,
dans un état tout semblable à celui-ci , fut
seulement soulagée , et il fallut l'aide du temps
pour la guérir d'une manière complète.

Sixième fait. (*Formosam mulierem*....) Suppression de lochies au troisième jour ; douleur
de tête des plus intenses , oppression : la malade croyait qu'elle allait mourir ; deux sangsues sont appliquées , les lochies se réta-
blissent, et la malade va beaucoup mieux. Au
bout de quatre jours : nouvelle suppression et
nouvelle application de sangsues ; et enfin
guérison.

Septième fait. (*Gentilis*....). Aménorrhée,
oppression, fièvre violente , douleur de tête

fort pénible; saignée du pied inutilement pratiquée; application de sangsues, et en peu de
jours guérison parfaite.

L'auteur aurait pu citer un grand nombre
d'autres faits de sa pratique, ou de celle de
J. Corgo, très-savant médecin de Guastalla,
qui employait le même remède. Les succès
étaient tels que les femmes qui avaient d'abord
eu en horreur ce procédé (*cane pejus et un-
gue*), y avaient volontiers recours et en par-
laient avec les plus grands éloges.

Quoi qu'il en soit, on peut voir dans ce petit
traité de Nigrisoli, comme dans la plupart des
auteurs contemporains, que non-seulement, à
cette époque de l'art, on ne parlait pas de
sangsues sur le museau de tanche, mais qu'au
contraire on aurait probablement redouté cette
application immédiate, comme le vulgaire de
nos jours semble le craindre encore.

Mais si le genre d'application de sangsues
employé par Zacutus et Nigrisoli, n'est pas
celui que nous avons proposé, n'est pas l'application immédiate des sangsues autour de
l'orifice vaginal de l'utérus, il n'est pas non
plus la simple application des sangsues à la
vulve; et l'on doit faire ici une réflexion qui
a peut-être quelque importance dans la pra-

4

tique : les faits rapportés par Zacutus et Nigrisoli attestent, que l'application des sangsues
sur la muqueuse du vagin a des effets plus
prononcés et plus satisfaisans que la simple
application sur la vulve; ne s'en suit-il point
que dans ces situations pathologiques où la
saignée à la vulve est prescrite vulgairement,
et de préférence à toute autre, on pourrait
prescrire, avec plus d'utilité encore, l'application des sangsues sur la muqueuse du vagin,
comme Zacutus et Nigrisoli l'ont pratiquée: en
omettant toutefois la ligature de la sangsue,
qui est manifestement superflue, et qui pourrait passer aujourd'hui pour ridicule.

Cependant, j'ai cru un instant rencontrer
une exception aux notions communes à cette
époque, dans l'ingénieux Ambroise Paré : j'ai
cru un instant avoir enfin trouvé l'exemple
antique d'une application de sangsues au col
même de l'utérus; en effet, Ambroise Paré,
en son chapitre *des moyens pour provoquer le
flux menstrual aux femmes*, inscrit cette phrase
remarquable : *Pareillement l'application des
sangsues au col de la matrice est utile*, et à
côté de cette phrase, page 984 de ses œuvres,
huitième édition, est écrit : *Cecy est pris de
Sylvius, Livre des mois*. Je m'empressai donc

d'examiner à plusieurs fois tout *Sylvius*, mais très-inutilement, et la seule chose que j'aie pu constater, c'est que les auteurs de cette même époque entendent souvent par ces mots, *os uteri*, l'orifice externe du vagin, ce qu'on appelle aujourd'hui la *vulve*.

Mais si nous n'avons pas rencontré, chez les anciens, d'exemples d'une application immédiate des sangsues au museau de tanche, du moins nous les avons vues souvent employées autour de l'utérus, et sur tous les points qui sont en rapport avec cet organe; c'est ainsi que, dès Aëtius, on peut observer des applications de sangsues prescrites, et sur le pubis et sur les aînés, *pectini et inguinibus*... Les autres points sur lesquels s'exerce vulgairement cette espèce de saignée, sont indiqués plus fréquemment encore.

Il semble donc qu'il ait manqué aux anciens, pour se déterminer à employer l'application immédiate des sangsues sur le col de l'utérus, des notions assez étendues sur les affections de cette partie de la matrice, et des notions assez exactes sur les effets des sangsues appliquées sur ce même point. Quoi qu'il en soit (car je n'ai pas jugé à propos de continuer ces recherches beaucoup au-delà de ce que je viens de dire), les moyens de pratiquer facilement cette petite opération ne leur manquaient pas ; je veux parler des *speculum*.

En effet, on pense avec raison que le *dioptra* de Paul d'Ægine est un véritable *speculum; mulieribus adhibitur quandò incidendus est fœtus mortuus, aut inspicienda matricis exulceratio.*

Les *speculum*, à deux et trois branches, que l'on voit gravés dans l'*Armamentarium chirurgicum* de Scultet, tab. xx, olim. xvij, n° 11, vol. 1, 1741, Amsterdam : et qui tous, ce semble, appartiennent à des époques plus ou moins antérieures à celle de ce savant compilateur, étaient déjà de bons instrumens, au moyen desquels cette petite opération eût été très-facile.

Ambroise Paré avait donné *divers pourtraicts* de *speculum matricis.* On les trouve pages 996 et 997 de l'édition de ses œuvres déjà citée. Le *pessaire* qu'il a fait représenter, page 281, était propre encore à former un *speculum uteri*, en supprimant son extrémité percée de trous et en lui donnant des dimensions un peu plus fortes. Les simples *dilatatoires*, dont il donne le dessin, pouvaient être appliqués

utilement au vagin, en leur donnant des di—
mensions appropriées.

A ces *speculum*, à ces *dilatatoires*, on peut
encore ajouter l'instrument si compliqué d'Ar-
naud et celui de Daran qui est plus simple,
et d'autres encore sans doute [1]. Au moyen de
ces instrumens divers, l'application immédiate
des sangues sur ce qu'on appelle le museau de
tanche, ne présentait pas de difficultés.

Mais aucun de ces *speculum* n'est aussi
simple et aussi commode, dans les cas ordinaires, que celui dont nous avons parlé dans
notre première partie, et que l'art doit à
M. Récamier.

M. Dupuytren y a ajouté un manche qui,
dans certaines opérations de chirurgie, le

---

[1] Pour épargner au lecteur curieux des recherches
inutiles, nous l'avertirons que l'ouvrage de Brambilla
(*Instrumentarium chirurgicum militare austriacum.* 1782)
ne lui offrira rien de plus que les tables de Scultet dont
nous avons parlé; celui de Von-Rudtorffer (*Tabulæ ar-
mamentarii chirurgici selecti.* 1817), qui est plus considérable, ne lui présentera aucune image de *speculum
uteri ;* et le précis de M. Henri (*Précis sur les instrumens de chirurgie.* 1825) ne lui parlera que de certains
speculum modernes qui se trouvent indiqués ici.

rend d'une application plus sûre, et peut lui communiquer encore d'autres avantages.

M. le professeur Antoine Dubois l'a modifié d'une manière ingénieuse, pour l'appliquer à l'exploration et au traitement des fistules urinaires, effet de la compression et de la gangrène du col de la vessie après certains accouchemens. (*Voyez* la planche 3e du *Traité sur le Cancer de la matrice*, par *E. G. Patrix*, 1820.)

Nous avons nous-mêmes modifié ou plutôt reproduit le *speculum* de M. Récamier, avec un simple changement dans la matière de l'instrument, ce qui le rend plus utile à divers égards. Nous avons fait construire des *speculum*, en verre blanc et bien transparent. Ces *speculum* favorisent une exploration complète des parois du vagin, avantage quelquefois précieux et que ne possèdent pas les instrumens dont nous venons de parler; un autre avantage, c'est qu'ils sont bien moins effrayans pour les malades : ces instrumens en verre cessent d'être pour elles, en quelque sorte, des instrumens de chirurgie.

A côté de ces *speculum*, il faut placer celui de madame Boivin ; cet instrument rappelle certains dilatatoires des anciens , mais il leur est préférable. Il mérite d'être connu, et l'on peut lire à son sujet le n° 1er des Bulletins de la Faculté de Médecine de Paris pour l'année 1821. Mais comme nous devrons dans quelques cas le proposer exclusivement aux autres *speculum*, nous en donnerons ici une description succincte, qu'un dessin litho - graphié éclaircira complètement; et nous ter - minerons de cette manière cette seconde par - tie, spécialement consacrée à quelques recher - ches sur l'application immédiate des sangsues au col de l'utérus, et sur les instrumens appe - lés *speculum uteri*. (*Voyez* le dessin lithogra - phié, à la fin de cette seconde partie.)

Ce *speculum* de madame Boivin, lorsqu'il est construit d'une manière régulière, a cinq pouces de longueur : le diamètre de son som - met est seulement de dix lignes : le diamètre de sa base seulement de seize lignes. Il a donc, dans les diamètres de son sommet et de sa base, un demi-pouce de moins que le *spe - culum* ordinaire. Mais après son introduction, ces diamètres peuvent être augmentés d'un à deux pouces, par l'écartement des demi-tubes qui le composent.

Les branches de ce *speculum*, qui a reçu encore avec raison le nom de *speculum brisé*, sont fixées par une vis de pression, placée au milieu de leur *croisure*, et dont l'effet le plus important est de maintenir, au degré d'écartement voulu, les deux pièces du *speculum*.

Nous dirons plus tard les applications de cet instrument au traitement des affections du col de l'utérus. Celles qui intéressent l'art des accouchemens sont indiquées dans le mémoire de madame Boivin. (*Voyez* n° 1er des Bulletins de la Faculté de Médecine de Paris, 1821.)

Un dernier *speculum*, qui a quelques rapports avec celui de madame Boivin, et qui peut lui être préféré dans certains cas, est celui de M. le docteur Guillon. On peut voir ce *speculum* dans les cabinets de la Faculté de Médecine de Paris, où il se trouve déposé. Mon projet n'est pas de le décrire en ce moment. Les *speculum* dont nous avons parlé suffisent en général ; les *speculum*, les *dilatatoires* des anciens suffiraient au besoin ; et le meilleur des *speculum* est, pour nous, le plus portatif, le plus simple, et qui ressemble le moins à un instrument de chirurgie.

TROISIÈME PARTIE.

Ce que l'expérience et la réflexion m'ont conseillé d'ajouter à mon premier mémoire, je vais entreprendre de l'exposer ici ; je le ferai en autant de sections que mon premier mémoire en contient, et de manière que les divers paragraphes de cette dernière partie deviendront le commentaire, et, s'il se peut, le complément de ceux qui leur correspondent dans la première.

§ I.

J'ai dit combien étaient fréquentes les phlegmasies de l'utérus, et surtout celles qui sont bornées au col de cet organe ; j'ai signalé les circonstances variées au milieu desquelles se développe cette affection. J'ai dit en particulier qu'elle était souvent produite par des causes *rhumatismales et goutteuses*, *par le transport d'un érysipèle vague* ou la *présence de certains virus*, etc.

Il était nécessaire de signaler ces causes, et il est important de les reconnaître dans la pratique : elles étendent leur influence pour ainsi dire sur l'inflammation elle-même et lui donnent un caractère particulier ; elles conseillent, pour le traitement, des moyens spéciaux. Tandis que l'inflammation commune (*phlegmoneuse*, comme on disait autrefois) cède en général aux évacuations sanguines et aux autres moyens antiphlogistiques, l'espèce d'inflammation appelée *goutteuse*, par exemple, ou *érysipélateuse*, *dartreuse*, etc., admet dans son traitement, d'autres moyens souvent plus utiles et plus prompts que les moyens généraux usités dans toutes les phlogoses.

Naguère ces notions étaient communes et généralement répandues ; bientôt elles redeviendront manifestes et vulgaires, pour ainsi dire ; mais, en ce moment, elles sont comme obscurcies aux yeux des hommes inexpérimentés, par quelques sophismes qu'on a appelés une *doctrine*. En attendant que se soit évanouie cette doctrine d'un jour, j'insisterai, en faveur des ignorans, sur ce point qui est vraiment fort important, et j'offrirai d'abord à leur méditation l'observation suivante, en les avertissant d'ailleurs que beaucoup d'autres his-

toires semblables se trouvent dans Stoll,
Franck, Musgrave, Hoffmann et autres observateurs du même rang.

« Une femme de 65 ans, qui portait un en-
» gorgement arthritique des deux pieds, en-
» gorgement accompagné d'une douleur ex-
» quise, renverse sur ses jambes un baquet
» rempli d'eau de savon, et garde ses vête-
» mens mouillés. Dès le soir du même jour,
» la douleur des extrémités disparaît, l'en-
» gorgement diminue, et les parties géni-
» tales deviennent fort rouges et horriblement
» tuméfiées. La pression sur l'hypogastre est
» insupportable, et la douleur de l'utérus est
» excessive. La malade ne pouvait se tenir
» sur son séant : il fallait qu'elle restât sur le
» dos, les cuisses écartées l'une de l'autre. La
» fièvre et la chaleur générale étaient portées
» à un haut degré d'intensité... » (*Communiqué par le D. Parent.*)

Supposé l'inflammation commune et non
arthritique : une telle phlogose des parties
génitales semble impérieusement exiger des
évacuations sanguines répétées et considérables, et sans elles, en effet, la guérison n'aurait pas lieu dans les circonstances ordinaires:
eh bien ! dans ce cas, les évacuations san-

guines ont été omises ; seulement des irritans ont été appliqués sur les extrémités infé-rieures , et en particulier sur les points qui étaient tout à l'heure le siége d'une douleur si vive et d'un engorgement marqué. Des boissons rafraîchissantes et un demi-bain ont été d'ailleurs employés , et alors que la douleur reparut dans les articulations des pieds , celle des parties génitales diminua , et les autres symptômes utérins s'effacèrent, avec la fièvre et la chaleur générale.

Cette observation est dans une harmonie parfaite avec celles que le savant Murray a rassemblées dans son excellent opuscule, *De Materiá arthriticá ad verenda aberrante;* *Goett.* 1785 : et toutes ensemble, de concert avec les observations faites par milliers dans les affections goutteuses, dartreuses, érysi-pélateuses, et autres semblables, établissent qu'il faut distinguer les phlegmasies en phleg-masies *fixes* et phlegmasies *mobiles* [1], distinc-tion éminemment nécessaire en pathologie, comme en thérapeutique. Il faut donc re-

---

[1] Voyez notre ouvrage *De la Goutte et des Maladies goutteuses.* Paris, 1820. In-8.

connaître un mode particulier d'inflammation, qu'on peut appeler goutteux ; il le faut surtout dans l'affection qui nous occupe : car les affections goutteuses des organes utérins sont fréquentes ; elles le sont au point qu'un savant du premier ordre a composé un ouvrage spécial à cet égard : et c'est celui que nous venons de citer.

Les inflammations érysipélateuses méritent aussi une attention particulière :

« Une femme sujette à un érysipèle de la
» face, qui tous les deux mois fait une inva-
» sion nouvelle et laisse des indurations qui
» ne s'effacent que très-lentement, cesse d'ê-
» tre sujette à ces érysipèles de la face : elle
» en est débarrassée en apparence; mais, tous
» les deux mois, elle est affectée d'une inflam-
» mation du col de l'utérus, laissant de même
» des indurations qui ne s'effacent que peu à
» peu. Le traitement antiphlogistique ordi-
» naire ne suffit pas pour les faire disparaître:
» les saignées *supérieures* et les irritans ré-
» vulsifs y sont plus utiles que tous les moyens
» locaux. »

Ne faut-il pas reconnaître là, pour ainsi dire, une inflammation érysipélateuse du col de l'utérus? Mais ne faut-il pas reconnaître que ce genre d'inflammation existe souvent à l'intérieur, souvent sur le col de l'utérus [1], et cela n'est-il pas extrêmement important ?

Je soumets à cet égard mes pensées aux praticiens qui exercent leur art avec réflexion : n'ont-ils pas été frappés, comme nous, de ce qui arrive dans les érysipèles avec tumeur et induration consécutives des parties qui en ont été le siége [2] ? N'ont-ils pas rapproché de ces érysipèles avec induration certaines inflammations des membranes muqueuses, suivies de même d'induration et d'épaississement de la région enflammée ? Les nécropsies n'ont-elles pas montré souvent aux observateurs, des squirrhes de l'estomac d'une date nécessairement peu ancienne, et s'étant développés sur un estomac naguère très-sain, et dans le court intervalle qui suffit au développement d'un érysipèle avec induration ? De semblables faits

---

[1] Voyez, sur l'érysipèle interne, à la fin de cet ouvrage, *note* A, un morceau très-remarquable, extrait du Traité de J.-P. Franck, *De curandis hominum morbis....*

[2] Sur cette forme de l'érysipèle, voyez ce que M. Alard a écrit dans son Traité *de l'inflammation des vaisseaux absorbans, lymphatiques, dermoïdes et sous-cutanés.* 2e édit. Paris, 1824, in-8, fig.

n'ont–ils pas été remarqués sur l'utérus? Mais examinez avec attention l'histoire de beaucoup de cancers, du sein, par exemple, et d'autres cancers; bien souvent des érysipèles s'y trou–vent mêlés, bien souvent ils ont précédé le cancer, et vous avez vu la masse cancéreuse s'accroître successivement par des érysipèles réitérés. En général, l'histoire du squirrhe et celle de l'érysipèle me paraissent étroitement liées; et peut–être que les squirrhes ne se dé–veloppent que sous des influences analogues à celles sous lesquelles se développent les épais–sissemens érysipélateux. J'ajouterai que je me suis trouvé bien, dans la pratique, de traiter certaines indurations appelées squirrheuses, comme j'ai traité des indurations érysipéla–teuses : les unes et les autres ont été effacées par les mêmes moyens... Mais bornons–nous en ce moment à dire, avec les praticiens les plus instruits, que les inflammations du col de l'utérus ont souvent le caractère érysipéla–teux [1]; l'expérience nous apprendra si, dans le plus grand nombre des cas, ce n'est pas en

---

[1] Le même Franck reconnaît une inflammation *phleg–moneuse* de l'utérus et une autre *érysipélateuse*. Voyez

effet aux inflammations érysipélateuses qu'il faut rapporter les épaississemens blancs, origine des squirrhes et commencement de beaucoup de cancers.

Pour les autres inflammations, qu'on appelle *virulentes*, elles constituent certainement des modes d'inflammation à part. C'est un point qui ne pourra jamais être contesté avec succès et que l'observation la plus commune fera constamment rentrer dans le domaine du bon sens. Nous n'ajouterons donc rien à cet égard et nous conclurons qu'il est nécessaire de reconnaître, en général, divers modes d'inflammation et d'en tenir compte en pathologie et surtout en thérapeutique

Pour la phlegmasie du col de l'utérus, en particulier, nous reconnaîtrons qu'elle peut être de nature goutteuse, ou dartreuse, ou syphilitique, ou érysipélateuse, avec épaississement et induration, etc... et nous aurons soin d'introduire, dans le traitement de cette affection, des moyens qui soient en rapport avec les modifications qu'elle subit ; c'est à ces

l'article *Metritis*, dans son *Epitome de curandis.....* Hippocrate avait dit : *Mulieri prægnanti* ERYSIPELAS *in utero, lethale....* S. V. (Aph. 43.)

conditions que notre thérapeutique sera vraiment rationnelle et que nous pourrons espérer
des succès, qui nous seraient refusés sans elles.

Quant aux causes diverses et fort nombreuses de l'affection qui nous occupe , nous avons
signalé celles que nous avons le plus souvent
rencontrées ; les autres se trouvent indiquées
partout, en particulier chez les auteurs qui
ont écrit sur la *métrite* , sur les maladies des
femmes.

§ II.

Reconnaître à l'extérieur les divers modes
de l'inflammation, est une partie de l'art
qui offre, en général , assez peu de difficulté : les reconnaître alors que l'inflammation occupe les surfaces internes, et les
distinguer entre eux est beaucoup plus difficile sans contredit ; il faut même l'avouer : à
cet égard, l'observation ne nous a encore
secourus que d'une manière incomplète, même
sous le rapport des caractères saisissables par
la vue : elle est appelée à nous donner, à l'aide
du *speculum* , des documens plus positifs et
plus sûrs que ceux que nous possédons en ce
moment. En attendant, les lumières dont

s'éclaire le médecin lui seront fournies en particulier par les antécédens, les circonstances de l'affection, et ce qu'on appelle les signes rationnels et commémoratifs.

Mais il faut dire plus encore, et il faut exciter à cet égard la perspicacité des praticiens : il est souvent difficile de reconnaître une affection quelconque de l'utérus, alors qu'elle existe à l'état qu'on appelle chronique ; nous l'avons dit dans notre première partie (conf. 2e §) : nous avons dit que la phlegmasie avec engorgement du col de l'utérus peut exister et être méconnue, alors même qu'elle est déjà considérable. Nous l'avons observée nous-mêmes un grand nombre de fois, et plus ou moins développée, plus ou moins grave, chez des femmes qui ne se plaignaient que d'un simple *échauffement*, ou de *quelques douleurs*, d'un *poids :* ou de *flueurs blanches*, de *règles trop abondantes*, etc... et chez lesquelles un examen superficiel eût laissé ignorer la lésion du col de l'utérus, qui était leur véritable mal.

En ce moment, je soigne une femme qui est venue me consulter, pour une ménorrhagie forte, sans autre affection distincte ; et j'ai reconnu un engorgement très-marqué de la lèvre antérieure du museau de tanche avec inflammation de cette partie : et de tels faits se sont présentés à nous un certain nombre de fois.

Chez d'autres femmes, cet engorgement avec phlogose a été pris pour une *descente de matrice*, comme on dit. Mais beaucoup de femmes portent cette lésion du col de l'u-térus, qui ne se plaignent que de *difficulté* pour aller à la garde-robe, et d'une espèce d'*obstacle* qui les gêne au moment de la sortie du bol excrémentitiel ; d'autres enfin ne vous parlent que de maux de *reins* ou de douleurs vagues, *sciatiques, rhumatismales;* tandis que celles-là déplorent seulement la peine qu'elles reçoivent de leur *stérilité:* elles ajouteront peut-être que l'union des sexes est pour elles sans cette volupté dont on parle tant, ou du moins que cette volupté n'y est pas seule et sans mélange de quelque gêne, et peut - être même qu'elles ne parleront que de la stérilité, et le désir qu'elles auront de faire constater si une conformation particulière de l'utérus ne porte point obstacle à la fécondation, sera l'occasion qui fera découvrir la phlogose chronique du col de l'utérus.

Il est beaucoup de circonstances où les femmes et les vierges ne parlent que d'*aménor-rhée ;* et souvent on a pu reconnaître que la

phlogose du col de l'utérus existait à côté de
cette maladie, et en était peut-être la cause.
J'ai dit presque tout cela dans le mémoire qui
forme la première partie de ce petit ouvrage ;
je le répète, avec quelques détails, à cause de
l'importance de la chose.

J'insisterai encore, pour faire voir de plus
en plus que l'inflammation chronique du col
de l'utérus, avec engorgement même considérable, peut exister sans donner des signes manifestes et presque sans gêner, sans avertir
de sa présence, la femme qu'elle menace si
cruellement.

Madame de L... a éprouvé une inflammation
de l'utérus, d'ailleurs engorgé de manière à
représenter le volume de la tête d'un enfant.
Des saignées du bras très-répétées ont fort
diminué ce mal ; des bains, un régime doux,
l'ont encore atténué; mais le col de l'utérus reste
fort dilaté et présente encore le volume d'un
citron : cependant la malade se dit guérie ; et
si la nécessité de constater l'effet des moyens
employés, n'eût montré ces restes inquiétans
d'un mal considérable, le récit de ce qu'elle
éprouve ne l'indiquerait aucunement; elle est
même si peu gênée de l'état dans lequel elle se
trouve aujourd'hui, qu'il lui sera fort difficile

de consentir à l'application immédiate des sangsues dont elle a tant besoin.

Mais les choses peuvent aller beaucoup plus loin : un de nos collègues les plus distingués, M. le professeur Désormeaux, est consulté par une dame qui lui parle assez légèrement de ce qu'elle appelle une affection de vessie. Ce praticien explore avec attention la maladie qui lui est soumise, et qu'a-t-il à reconnaître? des désordres entièrement ignorés de la malade, la destruction de la paroi vésicale du vagin.

Autre fait : Une femme s'est présentée à nous, affectée du plus vaste cancer de la matrice que nous ayons jamais rencontré, et elle ne se plaignait que d'une diarrhée qui la fatiguait beaucoup : ce cancer était indolent..... On pourrait rapporter beaucoup d'autres faits de cette espèce.

Que de pénétrations ne faut-il pas à l'homme de l'art, puisque, par une espèce de bizarrerie de notre nature physique, telle affection, à peine morbide, peut être accompagnée d'une douleur exquise, tandis qu'une affection, éminemment grave, peut exister sans douleur et sans nous avertir de sa présence ! Et combien plus de perspicacité, de soins d'investigation, ne sont-ils pas désirables, quand il

ne s'agit encore que des commencemens in-
sensibles, que des rudimens silencieux de ces
terribles et obscures affections !

Ajoutons que les difficultés de tout genre
se trouvent ici et qu'elles y sont multipliées,
pour ainsi dire. L'espèce de secret dans lequel
est, pour ainsi dire, retiré l'organe malade, la
sauvegarde qu'il tient ailleurs de la pudeur et
du silence, sont au nombre des difficultés et
des obstacles opposés alors à des intentions
conservatrices. Chez les vierges, il est quelquefois extrêmement difficile d'obtenir même
des indices quelconques sur la maladie qui
nous occupe, et parce que chez elles la pudeur
est encore plus craintive, et parce que la matrice
est pour elles seulement l'extérieur de la vulve;
d'autre part, le nom seul de l'organe malade
leur ferme la bouche : il faut leur parler de
ce qu'elles éprouvent dans la région du *bas-
ventre*, des *reins*, des *lombes...*, et, en quelque sorte, leur parler d'autre chose, afin d'obtenir des renseignemens sur l'état de l'utérus.

Cependant l'hystérie, maladie très – fréquente chez elles, y résulte souvent, et le
plus ordinairement peut-être, de la simple
phlogose de l'utérus, et elle peut être guérie
alors par les antiphlogistiques seuls, sans aucun

antispasmodique. Mais il ne faut pas entendre par *hystérie* toutes les affections qui ont été appelées de ce nom. On a en effet donné au mot *hystérie* une extension trop grande et qui comprend, selon quelques auteurs, des affections nerveuses qui n'intéressent évidemment que l'encéphale et les parties supérieures du prolongement rachidien et les nerfs soumis à leur influence. C'est un reproche que l'on peut faire à des dissertations toutes modernes appuyées, dit-on, sur des observations : lesquelles sont en effet des observations d'hystérie, sans *hystérie*.

Pour nous, nous avons rencontré un certain nombre d'*hystéries vraies*, qui n'étaient que de simples phlogoses du col de l'utérus, ou en dépendaient essentiellement, et qui ont été guéries par des saignées *supérieures* sans aucun antispasmodique, et nous ne sommes pas les seuls qui ayons fait de semblables rencontres : M. le professeur Désormeaux nous en a rapporté plusieurs exemples fort remarquables. Mais que les praticiens se rappellent ces circonstances où, cédant à d'heureuses inspirations, ils ont, après avoir épuisé les ressources des antispasmodiques, employé de larges saignées du bras, chez des hystériques ménacées de suffocation, et qui dès-lors ont été presque immédiatement guéries : sans doute que, dans ces circonstances, il s'agissait de l'état que nous signalons en ce moment.

Probablement, il y avait aussi phlogose du col de l'utérus, chez ces deux femmes mariées dont parle Pomme, et qui éprouvaient des accès d'hystérie, précisément toutes les fois qu'elles avaient éprouvé l'une et l'autre les approches de leur mari (p. 79 du *Traité des affections vaporeuses*).

Nous avons été appelés auprès de madame M..., jeune femme trop souvent visitée par un mari trop ardent et affectée d'une hystérie prononcée, avec l'ascension de la *boule*, et d'ailleurs une ménorrhagie fort active : tandis qu'un de nos confrères, d'ailleurs fort instruit, prescrivait inutilement les moyens antispasmodiques, nous reconnûmes la phlogose du col de l'utérus, et elle a été guérie par les seules saignées du bras.

De semblables faits apparemment ont inspiré le docteur anglais, J. Mahon, qui dans ses remarques sur le traitement de l'hystérie, insérées dans le *medical and physical Journal,* t. 42, blâme l'emploi qu'on fait des antispasmodiques, dans le traitement de l'hystérie, et conseille de leur substituer la saignée et des applications froides sur l'abdomen : il a souvent ordonné des affusions froides sur le pubis et la partie supérieure des cuisses, avec le plus grand succès. Il cite l'observation d'une fille de vingt-deux ans, maigre, qui se plaignait, depuis deux ou trois semaines, de douleurs dans les reins et l'hypogastre ; ses règles étaient irrégulières ordinairement : mais, depuis quatre ou cinq mois, elles coulaient régulièrement et avec plus d'abondance que de coutume. Dans l'espace de huit jours, elle avait eu trois accès très-violens d'hystérie, qui durèrent de quatre à cinq heures. Appelé auprès d'elle, dans le cours du quatrième accès, il pratiqua sur-le-champ une saignée du bras, de douze onces. Au bout de cinq minutes, la malade revint à elle et n'éprouva pas de retours de l'accès. Il fit répéter la saignée, pour plus de sécurité.

Appliquons-nous donc à reconnaître la phlogose du col de l'utérus, alors même qu'elle est cachée en quelque sorte derrière le voile de l'hystérie, ou sous le masque de ces autres affections que nous avons signalées, ou même sous des apparences qui ne sont plus de la maladie pour ainsi dire.

Ces derniers mots rappellent au lecteur ce que nous avons énoncé plus haut : que certaines femmes affectées de la maladie qui nous occupe se sont présentées à nous, ne se plaignant que de leur *stérilité* et seulement déplorant la peine qu'elles en recevaient ; nous reviendrons sur ce point à la fin de ce petit ouvrage, et nous proposerons quelques vues sur la phlogose chronique du col de l'utérus, dans ses rapports avec la conception.

§ III.

Dans notre première partie (3e §), nous avons exposé le traitement qui est appliqué d'ordinaire à la phlogose chronique du col de l'utérus, traitement qui suffit quelquefois, qui plus souvent ne suffit pas, mais qui compterait plus de succès, si l'on insistait davantage sur les saignées révulsives qu'il admet dans certains cas, du moins entre les mains de quelques médecins estimables.

Notre pratique ancienne nous avait déjà fait connaître les avantages des saignées révulsives, répétées avec hardiesse, dans les affections inflammatoires de l'utérus ; les précautions que nous avons dû prendre pour constater la mesure d'utilité du nouveau moyen que nous avons proposé (*l'application immédiate des sangsues sur le col de l'utérus*), nous ont rendu plus certains encore les avantages que procurent, dans ces cas, les saignées révulsives.

En effet, pour procéder avec rigueur, nous avons dû employer *l'application immédiate des sangsues*, non point dans tous les cas où elle pouvait être utile, mais seulement dans ceux où les autres moyens étaient devenus complètement inutiles, et après avoir épuisé tous ces moyens, après avoir employé les plus énergiques d'entre eux, dans la plus grande extension; nous avons été ainsi plusieurs fois conduits à répéter les *saignées du bras*, dans des mesures tout-à-fait inusitées, mais avec des résultats éminemment favorables, et dès-lors fort dignes d'attention.

Ainsi nous avons obtenu, par ce seul moyen, la résolution de tumeurs énormes de l'utérus et des guérisons complètes, dans des cas où l'on aurait pu penser que des saignées seraient insuffisantes, impuissantes, inutiles.

Pour déterminer la mesure, dans laquelle doivent être pratiquées ces émissions sangui-

nes, le médecin a quelquefois d'autres guides
que l'état du pouls et l'état des forces de la
malade. J'ai vu, après de nombreuses saignées, dans des métrites avec fièvre, hectique
en apparence, la malade paraissant extrêmement faible, accablée qu'elle était par la gra-
vité de son mal, la douleur, la diète et la
fièvre : j'ai vu le sang conserver encore la
couenne inflammatoire, et autoriser de nouveau ces émissions sanguines, qui paraissaient
d'ailleurs contre-indiquées, et que le succès
enfin est venu justifier.

Bien entendu que, dans l'emploi de ces
saignées répétées, il arrive, et quelquefois
très-prochainement, un moment où les saignées ne doivent être que petites, mais fréquentes. De cette manière, les forces ne sont
pas beaucoup diminuées, et chaque saignée
est mieux supportée, et l'on s'élève plus facilement à émettre la quantité de sang nécessaire. En général, j'ai prescrit, chaque fois, au
chirurgien, de toucher le pouls pendant l'é-
mission du sang, pour la borner au point
convenable.

Alors que l'indication de la saignée a cessé
d'être de la plus grande évidence, on fait bien
de mettre l'intervalle d'un jour ou deux, entre

les saignées. Mais je pense qu'elles doivent
être répétées, non point d'après ce qui se fait
d'ordinaire, mais tant que la malade peut
supporter la saignée, tant qu'un praticien
vraiment expérimenté reconnaîtra qu'une saignée du bras, mesurée d'ailleurs, est sans
danger praticable chez elle. (*Scribo Romœ et
in aëre romano, Bagl.*) J'écris à Paris, en
1822... 25, et à une époque fort éloignée à
tous égards de celle de Léonard Botal, je veux
dire à une époque où l'on fait trop peu d'u-
sage de la lancette, et trop d'usage des sangsues.

Pour moi, j'ai été conduit à pratiquer et à
répéter les saignées du bras, dans des circonstances où j'avais pensé d'abord qu'une
saignée générale était contre-indiquée et
tout-à-fait impraticable. Je rapporterai, à cet
égard, le fait suivant qui est singulièrement
remarquable :

Une dame (madame Ey...) chez laquelle la
peau était habituellement décolorée, chez laquelle les lèvres et la langue elle-même étaient
pâles (*exsangues*) constamment : madame
Ey... était en même temps sujette à des métrites périodiques, pour lesquelles elle me con-
sulta. Je constatai la phlogose du col de l'uté-

rus avec légère extension sur le corps, et lui conseillai l'application de nombreuses sangsues sur le ventre et les aînes ; mais cette application fut complètement inutile. Cependant cette dame m'avait assuré que les médecins, qui l'avaient soignée avant moi, avaient été obligés d'avoir recours, pour elle, à la saignée du bras, et que ce moyen seul l'avait soulagée. Mais cette malade ne présentait que peu de fièvre, mais sa pâleur était restée la même sous les excitations inflammatoires ; je ne pouvais donc me résoudre à laisser faire la saignée du bras, et je conseillai, et toujours inutilement, de nouvelles sangsues en abondance, et des bains, et des émolliens, et des narcotiques : les douleurs persévérant avec une égale violence, ou plutôt s'exaltant d'une manière marquée, et la phlogose de l'utérus restant toujours la même, je fus forcé enfin de permettre que la saignée de bras fût pratiquée, et dès-lors la maladie fut diminuée, et de nouvelles saignées la guérirent entièrement. Cependant ces saignées méritaient à peine ce nom : la partie colorante du sang s'y trouvait dans une quantité extrêmement petite : c'était plutôt une évacuation de *sérum*. Jamais je n'ai ordonné de telles saignées sans répugnance ; et néanmoins j'ai traité cette dame pour un certain nombre de ces métrites périodiques ; et j'ai toujours été contraint, après de vaines tentatives, de laisser pratiquer ces prétendues saignées, qui soulageaient subitement la malade, et enfin la guérissaient.

En général, les saignées du bras m'ont paru un moyen très-important ici : non-seulement dans les métrites complètes, mais même dans celles qui sont bornées au col de l'utérus, et lorsqu'elles sont aiguës, et lors même qu'elles inclinent vers l'état chronique. C'est le genre de révulsion le plus utile dans ces cas. Les faits que j'ai été à même d'observer m'ont tous instruit dans ce sens.

Mais en même temps ils m'ont appris que ce moyen si important, et quelquefois si efficace, était aussi quelquefois impuissant pour achever la guérison : ils m'ont appris que souvent, après que les saignées du bras ne sont plus praticables, il existe encore, sur le col de l'utérus, et phlogose et engorgement, qui résistent, et aux saignées dérivatives, pratiquées dans le voisinage au moyen des sangsues, et aux injections, et aux douches variées de toutes les manières.

Alors, je le répète, et je le dis avec plus de

confiance que dans mon premier Mémoire,
parce que je m'appuie sur une expérience
plus étendue et plus sûre : le moyen à employer, c'est l'application immédiate des sangsues sur le col même de l'utérus, sur ce qu'on
appelle le museau de tanche.

§ IV.

Cette *application immédiate des sangsues
au col de l'utérus*, je l'ai pratiquée un certain
nombre de fois, sans négliger assurément les
précautions que j'ai indiquées, et ç'a toujours
été avec utilité ou avec succès.

Ainsi des faits nouveaux sont venus forti-
fier les espérances que nous avons conçues,
et rendre certains des résultats que d'ailleurs
la seule analogie suffisait pour garantir :

Qui de nous, en effet, dans l'usage des sangsues appliquées à la peau, n'a pas reconnu les
avantages de leur application immédiate sur
les points même où l'on avait à désirer un
dégorgement marqué ? Ne se sont-ils pas présentés, ces avantages, dans des cas assez variés eux-mêmes ? Et lorsque la phlogose existait sans engorgement, et ressemblait pour
ainsi dire à l'érythéme le plus superficiel ; et
lorsque la phlogose et l'engorgement étaient

réunis ; et enfin lorsque l'engorgement sub-
sistait seul, après la phlogose, ou même sans
avoir été précédé par elle ? Par exemple dans
la *couperose*, si vous vous bornez à appliquer
des sangsues sur les régions latérales de la
face, vous opérez bien peu de dégorgement ;
mais vous faites cesser, au moins pour quelque temps, les rougeurs de la couperose, si
vous appliquez les sangsues sur les points in-
jectés. J'ai observé bien souvent pour l'érysipèle, pour celui de la face en particulier, que
les sangsues appliquées dans le voisinage du
lieu où il sévit, n'opèrent qu'un léger dégorgement, insuffisant d'ordinaire : sur l'érysipèle
lui-même des sangsues appliquées, en quantité convenable, sont le meilleur moyen et le
plus efficace de le faire entièrement cesser ;
la matière de l'engorgement est dans ces cas
comme absorbée par les sangsues[1]. Des furon-
cles, éminemment douloureux et engorgés,
perdent ces caractères, sous des applications
de sangsues faites immédiatement sur ces fu-
roncles ; tandis qu'appliquées dans le voisi-

---

[1] Voyez les observations que l'ingénieux Paulmier a
consignées dans son livre intitulé : *Traité méthodique et
dogmatique de la goutte.* In-12. Angers, 1769.

nage seulement, les sangsues avaient à peine
été de quelque utilité. Avec beaucoup d'autres
praticiens, j'avais traité des engorgemens sous-
cutanés, et au périnée et ailleurs, lesquels
étaient sans phlogose et presque sans douleur; je les avais traités par des applications
de sangsues, et ces engorgemens avaient été
soustraits par elles. Dans beaucoup d'engorgemens d'apparence scrophuleuse, érysipélateuse, sans rougeur à la peau, j'ai vu se re-
produire de semblables succès.

Appuyés sur ces faits et sur mille autres,
l'analogie nous promettait donc que les phlogoses du col de l'utérus, avec ou sans engorgement, seraient effacées par l'application immédiate des sangsues. Aussitôt que ce moyen
se présenta à ma pensée, je ne doutai point
de la réussite, et bientôt nous avons joui de
la réussite elle-même. Je ne suis donc plus
étonné que d'une chose, c'est de n'y avoir pas
plus tôt pensé, et de ce que nul autre avant
moi n'y ait pensé, que je sache.

Oui, l'analogie donnait toutes les garan-
ties que nous tenons aujourd'hui de l'expérience : elle nous promettait des avantages, des
succès, et lorsque la phlogose du col de l'utérus serait seule et sans engorgement, et lors-

que l'engorgement et la phlogose existeraient ensemble, et enfin lorsque l'engorgement se présenterait seul à notre exploration ; et des faits bien observés ont converti en réalités, ces promesses de l'analogie.

Cependant je n'ai pas rencontré, dans ces temps derniers, de faits aussi triomphans que ceux qui ont inspiré mon premier Mémoire ; mais je n'en ai pas rencontré où l'application immédiate des sangsues n'ait procuré, ou une guérison complète, ou au moins des avantages marqués.

OBSERVATION.

A la suite des couches, une femme portait un engorgement persistant, avec rougeur du col de l'utérus, dont le volume était triple du volume ordinaire. On pouvait reconnaître une extension légère de cet engorgement sur le corps de l'utérus lui-même. Un tel état gênait la malade lorsqu'elle allait à la garde-robe ; elle sentait un *abaissement* de la matrice, et craignait une descente de cet organe. Après des saignées du bras, qui n'avaient produit aucun changement dans la tumeur du col, on s'est servi de l'application immédiate, qui a fait rentrer les choses dans l'état convenable, et réduit le col de l'utérus au volume naturel.

G*

Ce genre de faits est celui que j'ai rencontré le plus fréquemment.

Ordinairement, il a fallu pratiquer plusieurs fois l'application immédiate des sangsues, dans la même affection ; mais dès la première application, ces femmes se sont trouvées fort soulagées ; elles pouvaient reprendre des promenades, des courses qu'il avait fallu suspendre, et elles n'éprouvaient plus ces douleurs vagues du ventre, des reins, des cuisses....'qu'elles avaient ressenties.

En général j'ai remarqué qu'elles se croient parfaitement guéries, alors même que l'engorgement n'est pas encore complètement résolu. Chez beaucoup de femmes même, ce sentiment de mieux être a quelque chose de si achevé, qu'elles ne veulent plus permettre des explorations encore nécessaires : c'est un point dont il faut bien avertir, et les médecins, et leurs malades surtout.

Lorsque ces phlogoses de l'utérus étaient accompagnées d'hémorrhagies utérines, il a fallu d'autant plus insister sur les saignées du bras. Cependant, au moment de l'application immédiate, il est arrivé quelquefois que l'hémorrhagie utérine, subitement renouvelée, s'est ajoutée à la saignée faite par les sang-

sues : jamais toutefois dans une mesure inquié-
tante ; elle ne s'est guère prolongée au-delà de
cet autre écoulement sanguin , résultat des
piqûres de sangsues : et les malades n'en ont
pas eu connaissance.

Une autre espèce d'observation que j'ai
faite, à l'occasion de l'application immédiate
des sangsues, et par suite de l'attention que
j'ai eue à donner à tout ce qui intéressait la
lésion que j'avais à soigner, c'est que : de même
qu'on rencontre, dans les hypochondries et
dans certaines gastrites chroniques, des battemens plus prononcés de la cœliaque, de même
que dans certaines entérites chroniques, on
peut remarquer des battemens plus marqués
de l'aorte abdominale ; de même aussi dans
les métrites chroniques, on observe souvent des
battemens plus distincts des artères iliaques.

OBSERVATION.

Une malade, âgée de trente-huit ans, porte
la lèvre antérieure du museau de tanche, en-
gorgée de façon à représenter le volume d'une
grosse noix. Elle a eu des chagrins profonds ;
elle exerce une profession pénible pour elle ;
son teint est jaune ; elle a des hémorrhagies
utérines fréquentes et prolongées, et cet état
dure depuis un certain nombre de mois. La

tumeur du col de l'utérus présente chez elle
un aspect remarquable ; la surface en est
rouge et phlogosée en général; mais, de place
en place, on voit des taches d'un blanc jaunâtre, comme si une matière de cette couleur
existait sous la muqueuse amincie. On sent que
je dois craindre qu'il n'existe déjà sur ce point
des dégénérescences fâcheuses : cependant
j'ai pratiqué, dans l'intention de la soulager
du moins, l'application immédiate des sangsues[1] chez cette femme, après les saignées du
bras, répétées dans les mesures indiquées plus
haut. Elle était empêchée, par les douleurs qui
occupaient tout le bas-ventre, encore plus
que par les hémorrhagies utérines qui se représentaient de temps en temps : elle était empêchée de quitter son logis et de vaquer à des
affaires fort importantes pour elle. Les saignées du bras ont fait cesser l'hémorrhagie
utérine, mais sans enlever les douleurs. L'application immédiate a diminué l'engorgement
et enlevé les douleurs ; et cette mère de fa-
mille peut librement vaquer à ses occupations.
Elle se dit quelquefois tout-à-fait guérie ; cependant elle est loin de l'être, et je n'ose espérer qu'elle le sera, et je crains qu'un dépôt de

[1] Voyez plus bas, § VI, avec quelles précautions.

matière carcinomateuse ne donne lieu à cet aspect dont je viens de parler. Toutefois les améliorations obtenues, même dans ce cas, par l'application immédiate des sangsues, ont été beaucoup plus rapides et plus positives que toutes celles qu'en pareille circonstance on obtient par les autres traitemens le mieux combinés [1].

Les paragraphes suivans feront connaître quelques autres faits.

Pour les applications immédiates de sang-sues, qui ont été plus ou moins répétées dans les affections dont j'ai entretenu le lecteur; on s'est constamment servi du *speculum* (de M. Récamier) dont j'ai donné, dans la pre-mière partie, la description et les dimensions; et j'ai vu ailleurs qu'on avait tort de se servir de *speculum* à dimensions plus fortes, alors même qu'il s'agissait de tumeurs plus considé-rables; on fatigue trop les malades, et l'on y gagne trop peu. Dans ces cas, il faut se servir du *speculum* de madame Boivin.

[1] Au moment de livrer cette feuille à l'impression , c'est-à-dire après deux années environ, les améliora-tions persistent, la face n'a plus l'expression maladive ; les apparences sont celles de la santé ; mais nous igno-rons quel est l'état actuel du col de l'utérus.

§ V.

C'est encore ce *speculum* de madame Boivin qu'il faut choisir pour les vierges et dans les cas d'étroitesse du vagin. Ce *speculum*, qui s'introduit sous un petit volume, qui peut se dilater ensuite à des diamètres variés, est dans ces cas préférable à tout autre. Mais il faut donner attention à ce qu'il soit construit avec exactitude ; et lorsqu'on s'en sert, il faut veiller à ce que les deux demi-tubes qui le composent soient introduits également, simultanément, et comme une seule et unique pièce. Il doit être retiré de même avec quelque soin : ces deux pièces du *speculum* étant maintenues légèrement écartées, pour n'être pas exposé à pincer la muqueuse du vagin ; il faut aussi contenir, au moyen des doigts, les petites extrémités de ce *speculum*, au moment de leur sortie, de peur qu'en s'écartant brusquement par l'élasticité des tiges d'acier qui les supportent, elles ne viennent à léser les lèvres de la vulve.

C'est encore cet instrument qu'il faut employer, à divers titres, dans quelques affections graves du col de l'utérus. On voit à cet égard,

dans le Mémoire déjà cité [1], un fait très-remarquable, où M. Duméril a fait de cet instrument l'usage le plus ingénieux, en mettant
à profit une des propriétés qu'il possède,
celle d'opérer une dilatation plus grande dans
un sens voulu; nous allons indiquer ici ce que
ce fait a de plus intéressant :

Une femme portait une tumeur cancéreuse,
du volume d'un œuf de poule, sur le col de
l'utérus. M. le professeur Duméril, à l'aide de
plusieurs cautérisations successives avec la
potasse caustique, parvint à détruire entièrement la tumeur du col. Mais la cavité de l'utérus était-elle exempte de la même maladie ?
Ici le *speculum* ordinaire ne suffisait plus. Le
speculum brisé fut introduit et dirigé de manière à dilater l'orifice de l'utérus dans le sens
le plus favorable à l'exploration, c'est-à-dire
de bas en haut, et l'on vit que la cavité de
l'utérus était parsemée de bourgeons cancéreux ! On put donc introduire aussi un porte-
crayon chargé d'un cylindre de potasse, et le
promener sur tous les points cancéreux de la
face interne de l'utérus. Pendant cette opé-

---

[1] Bulletins de la Faculté de Médecine de Paris. 1821.

ration, la pièce du *speculum* inférieurement placée servait de gouttière, pour l'écoulement des fluides caustiques qui résultait de l'application de la potasse, et garantissait le vagin de leurs effets.

De semblables emplois du même instrument ont permis à madame Boivin, de reconnaître, « chez des femmes incommodées de flueurs
» blanches, dit-elle, chez d'autres qui avaient
» des hémorrhagies utérines : des ulcérations
» superficielles sur différens points de l'orifice
» utéro-vaginal (museau de tanche) ; d'au-
» tres fois, cette portion de l'utérus était par-
» semée de petits boutons blanchâtres qui in-
» diquaient bien une affection grave de la
» totalité de l'organe, comme l'événement
» l'a prouvé dans quelques cas, et dont le
» toucher seul n'aurait pu faire présumer
» l'existence. Pag. 359. »

Ces observations, qui concourent si bien avec les nôtres, établissent de plus en plus la nécessité sur laquelle nous avons tant insisté dans ces Mémoires, de se servir fréquemment du *speculum*, comme instrument exploratoire. Point de doute qu'en faisant connaître les diverses manières dont la muqueuse vaginale, dont le col de l'utérus, peuvent être affectés, et sous combien d'aspects se présentent à la vue ces affections diverses, il ne nous apporte en même temps des notions précieuses à la thérapeutique, et dont elle saura tirer un parti salutaire.

C'est en nous servant du *speculum* comme moyen exploratoire, que nous avons rencontré ces taches *blanchâtres* sur un fond rouge et phlogosé, dont nous avons parlé dans la section qui précède.

Ce genre d'exploration nous a fait reconnaître encore un état particulier du col de la matrice, que nous n'avions pas rencontré jusqu'alors, et dont nous n'avions l'idée que comme de ces choses possibles, qui ne s'observent guère ; à savoir, un boursoufflement œdémateux et d'une surface irrégulière, assez comparable d'ailleurs à ce qu'on a pu observer quelquefois sur les amygdales, ou même sur la muqueuse des paupières, après de légères inflammations:

Le simple toucher nous a de nouveau montré sur une même tumeur (*voyez* le § 5ᵉ, première partie) de consistance squirrheuse, tantôt une sensibilité plus ou moins vive, tantôt une indolence complète. Quelquefois, dans une prétendue *descente* de matrice, qui n'était qu'une phlogose avec engorgement du col de cet organe, la femme a pu supporter un pessaire; d'autres fois la douleur la plus vive l'aurait rendu insupportable. Il faut donc, comme nous l'avons déjà dit, ne pas trop accorder à l'unique caractère d'*indolence* ou de *sensibilité douloureuse*, pour décider de la nature et du sort d'une induration du col de l'utérus : il faut avoir égard aux autres considérations dont nous avons parlé, et enfin aider son diagnostic de tous les signes rationnels et sensibles : parmi ces derniers signes, ceux qui seront dus au *speculum*, ne seront pas les moins importans.

Mais comment se fait-il que, dès à présent, cet instrument ne soit pas appelé au secours de la thérapeutique, alors qu'il s'agit de reconnaître plus exactement qu'on ne le fait d'ordinaire, le moment difficile à déterminer par le seul toucher, le moment où, dans le traitement vulgaire des engorgemens du col de l'utérus, il convient de passer des sédatifs et des émolliens, aux résolutifs et aux toniques !

Divers auteurs ont mentionné un état peu connu, qui consiste dans une espèce de relâchement et de tuméfaction du col de l'utérus, produit par l'engorgement du tissu spongieux qui en forme la trame. Dans ces cas, le prolongement du col de l'utérus a été pris quelquefois pour un polype qui partait de la cavité de l'utérus. Combien l'emploi du *speculum* eût été alors utile ! il n'eût pas permis une pareille méprise et ses conséquences redoutables.

Le docteur Ségard [1] a observé deux fois ce prolongement, chez deux femmes âgées, l'une de trente-six et l'autre de cinquante ans : il guérit par des bains, des injections et quelques toniques. Il nous semble que, dans ces cas, l'application immédiate des sangsues, précédée des saignées du bras et suivie d'injections toniques, aurait accéléré la guérison.

Une foule d'autres faits, relatifs aux affections du col de l'utérus, existent dans les auteurs ; mais s'il est permis de parler ainsi, ce ne sont que des *semi-faits*, tant ils ont été vus d'une manière superficielle, tant ils sont incomplètement exposés ; ils semblent promettre beaucoup à la science ; mais avant tout, ils ont besoin d'être constatés de nouveau, avec la

---

[1] Ségard, Diss. inaug., p. 28. 1804.

rigueur des méthodes modernes, et à l'aide des instrumens que nous proposons.

Puisse l'observation continuer de s'exercer sur un sujet si important, avec la persévérance et la circonspection qui donnent des succès assurés ! puisse l'application immédiate des sangsues, faite à temps et avec toutes les précautions que nous avons prescrites, prévenir des dégénérescences funestes et résoudre encore d'autres engorgemens, réputés jusqu'alors insolubles !

Puisse-t-elle être pratiquée, cette application immédiate, autant de fois qu'elle sera praticable, avant ces opérations par lesquelles on rescise, on brûle, on détruit les tumeurs réputées cancéreuses du col de l'utérus ! puisse-t-elle rendre quelquefois inutiles ces opérations hardies !

Pour ces autres engorgemens du col, qui tiennent à des corps fibreux développés dans son intérieur, nous ne nous bornons pas à former des vœux, nous osons parler d'espérances ; l'observation rapportée plus haut (voyez 1re Partie, p. 26 et suiv.) nous le permet, et les fonde pour ainsi dire.

Mais si l'on se rappelle que des corps fibreux, d'un volume énorme, se montrent encore à un état comme parenchymateux et tout pé-

nétrés de sang , on pourra même espérer de
diminuer le volume et le poids des corps fibreux les plus considérables ; et si les circonstances sont favorables , si le corps fibreux
n'est pas ancien, si la femme est peu avancée
en âge , si elle est placée dans des circonstances favorables aux absorptions, si enfin
l'on persévère dans les applications immédiates des sangsues, peut-être cette tumeur ,
naguère énorme,ne sera presque plus un mal.

§ VI. — CAUTELÆ.

Mais il faut le redire , ce moyen veut être
employé, après que des saignées générales et
même des saignées dérivatives , auront été
faites dans une mesure suffisante. Presque
jamais , je n'ai eu à faire pratiquer de prime-
abord cette application immédiate des sangsues : et quelquefois, des saignées supérieures
ont dispensé de cette petite opération,des personnes qui se proposaient d'y avoir recours.
C'est ce que je viens d'observer encore, dans
une hystérie qui n'était en effet qu'une phlogose du col de l'utérus : comme on pensait à
faire une application immédiate de sangsues ,
des saignées supérieures dissipèrent la phlo-

gose utérine et tous les symptômes hystériques.

Cependant j'ai vu de jeunes médecins, pleins
de zèle, s'empresser d'employer sans préliminaire cette application dont je parle, frappés
qu'ils étaient des succès que lui promet l'analogie, que lui promet notre expérience : j'in-
siste donc pour qu'en général cette application soit précédée par des saignées supérieures, et je fais des vœux pour que, dans
les premiers temps surtout, elle ne soit mise
en usage qu'après tous les moyens ordinaires,
et après que l'impuissance de tous ces moyens
aura été bien constatée. En se conduisant
ainsi, l'application immédiate des sangsues ne
sera jamais nuisible, et ses avantages deviendront de plus en plus incontestables.

J'ajouterai, en faveur des jeunes praticiens, une observation qui a sa place en ce
paragraphe des *cautelæ*.

Chez beaucoup de femmes, quelque temps
après les couches, le col de l'utérus et le museau de tanche demeurent comme dilatés et
d'un volume plus considérable que le naturel,
mais non engorgés véritablement et non phlo-
gosés ; lors même que quelque rougeur les
colorerait encore, il faudrait se garder de

prendre cet état pour une maladie. Un médecin qui s'occuperait sérieusement d'une telle situation, manifesterait l'ignorance la plus ridicule.

Un autre état du col de l'utérus, qui est infiniment remarquable pour ainsi dire, doit être rappelé ici ; c'est l'allongement naturel du col de l'utérus, allongement qui peut aller jusqu'à huit et neuf pouces, sans aucune altération dans son tissu. Voyez à cet égard les observations de MM. Lallement et Roux (Anatomie descript. de Bichat, t. 5), de MM. Gardien et Murat (Dict. des Sc. méd., t. 31), et gardez-vous avec soin des erreurs dans lesquelles sont tombés sur ce point des praticiens même célèbres, même dignes de leur célébrité.

Gardons-nous, avec le même soin, d'autres erreurs opposées à celles-ci et telles que l'indique l'observation suivante :

J'ai rencontré un état du col de l'utérus et du museau de tanche, qui paraissait réclamer l'application immédiate des sangsues, et les résultats les plus avantageux auraient pu être promis aux apparences; mais en pratiquant le toucher avec exactitude, et en pressant sur le museau de tanche, on sentait dans l'épaisseur

du col, et au milieu d'une masse peu résistante, comme les bords résistans et irrégulièrement relevés d'un ulcère cancéreux. Dans
ce cas, il existait probablement à l'intérieur de
la matrice, un ulcère cancéreux dont les bords
confinaient avec l'orifice utéro-vaginal. Cependant rien n'annonçait à l'œil une telle maladie de l'utérus.

Des promesses favorables accordées aux
apparences, et l'application immédiate des
sangsues faite dans des vues de guérison,
eussent été, dans ces circonstances, tout-à-
fait déplacées, et presque aussi indignes du
médecin, qu'une attention inquiète appliquée
à des situations naturelles et qui ne sont pas
du ressort de la pathologie.

Le même fait nous redit, d'une manière expresse, ce que la réflexion nous avait appris
en général, que nous ne devons jamais,
dans nos explorations, séparer le *speculum*
du toucher méthodique. On voit que dans
ce cas le *speculum*, appelé seul à notre
secours, nous eût induits en une étrange
erreur. Toute affection du col de l'utérus
doit donc être éprouvée constamment par ces
deux moyens de diagnostic; de même que
dans l'exploration des affections de la poi-

trine , l'*auscultation médiate* et la *percussion*
doivent être employées toutes deux.

Cette même observation nous conduit en—
core à parler ici d'une précaution véritable—
ment fort importante :

Nous avons dit que l'application immédiate
des sangsues , même dans les affections cancéreuses du col de l'utérus , pouvait encore
être parfois employée avec quelque avantage ;
cela est certain. Cela se voit souvent avec
satisfaction à l'extérieur, dans les squirrhes,
dans les cancers du sein. Il n'est personne, en
particulier, qui n'ait vu , qui n'ait expérimenté
même, que des indurations fort suspectes de
cet organe ont été dissipées, effacées entièrement, sous des applications de sangsues faites
dans une mesure convenable ; semblables
avantages ont été par nous recueillis , dans les
indurations du col de l'utérus. Mais il est une
autre observation , que l'emploi si fréquent
des sangsues, et quelquefois si inconsidéré ,
nous a mis à même de faire et de mentionner
ici , comme l'une des plus importantes que
nous ayons à proposer :

Nous avons vu chez une dame de province,
qui porte un squirrhe cancéreux du sein ,
squirrhe évidemment prêt à se convertir en

7*

ulcère cancéreux, nous avons vu que des sangsues, appliquées sur le point le plus menacé de
cette conversion funeste, l'avaient hâtée, l'a-
vaient déterminée. Elle a commencé immédiatement après cette application et sur la piqûre
même de l'une des sangsues : de même, chez la
dame dont l'histoire a précédé celle-ci, l'application immédiate des sangsues eût sans
doute étendu au vagin, un ulcère encore caché
dans l'intérieur de l'utérus.

Une médecine prudente doit nous préserver à
jamais de pareils malheurs. Il y a un temps, dans
les indurations suspectes du sein, où les sangsues,
appliquées abondamment sur ces indurations
elles-mêmes, peuvent être infiniment utiles
et guérir les malades ; de semblables résultats
seront de même obtenus, dans les indurations
du col de l'utérus. Peut-être qu'au commencement des squirrhes véritables, quelque part
qu'ils existent, des squirrhes, commencement
eux-mêmes des cancers; des résultats favorables
peuvent dériver encore de ce moyen thérapeutique habilement employé ; mais alors que
le squirrhe va passer à l'état cancéreux, ou
que le cancer occulte menace de se faire jour
à l'extérieur, il est probable que l'application
immédiate des sangsues, que l'irritation lo-

cale qui en résultera nécessairement, ne fera qu'accélérer cette triste manifestation : exemple, le fait qui vient d'être rapporté, et d'autres encore. Si des sangsues peuvent être utiles dans un tel état, ce sera dans le voisinage de l'affection, ce ne sera plus l'*application immédiate*, mais l'*application à distance ;* et pour ne pas sortir de notre sujet, ce sera l'application à la vulve, telle à peu près que la conseille ce médecin de Ferrare, dont nous avons parlé en notre seconde partie.

A la fin des *cautelæ* de mon premier Mémoire, j'ai parlé de la nécessité d'empêcher de nouveaux afflux sur le col de l'utérus, par des évacuations convenables : je dois ajouter ici que, lorsqu'il s'agit d'une lésion du col de l'utérus chez des femmes qui ne peuvent avoir le bonheur d'allaiter leur enfant, et qui dès-lors sont ainsi plus exposées que d'autres aux maladies appelées laiteuses, je dois ajouter que, dans ce cas, non-seulement les saignées révulsives et dérivatives sont convenables, mais encore qu'il faut avoir recours aux modes d'évacuation, qui sont dès-lors les plus favorables, c'est-à-dire, les évacuations par la peau ou le canal intestinal. Nous avons reçu ce conseil de l'expérience. C'est escortée de ces divers moyens , de toutes ces *précautions* , dont les principales remplissent ce petit mémoire, que l'application immédiate des sangsues aura le succès qu'on doit en attendre. Dans la situation dont nous parlons en ce moment, c'est par les diaphorétiques, et surtout les purgatifs, que la femme est efficacement débarrassée de cette espèce de *superflu* que nous avons dit se former, plus ou moins long-temps, chez les femmes accouchées, et qui occasione chez elles, un état de pléthore et ces maladies variées, connues sous le nom de *laiteuses.* (Voyez plus bas, la Note B.)

Mais, si les purgatifs sont en général éminemment utiles dans ce cas, ce ne sont pas tous les purgatifs : et l'on sait que les purgatifs aloétiques, par exemple, pourraient avoir des effets tout opposés à ceux que nous conseillons en ce moment ; nous avons même observé, avec beaucoup de praticiens, que l'usage fréquent de ces purgatifs, qui ont leur action spéciale sur l'hypogastre , est une cause fréquente aussi de la maladie qui nous occupe, de la phlogose avec engorgement du col de l'utérus , unie alors, le plus ordinairement, à des tumeurs hémorrhoïdales plus ou moins incommodes. Il faut donc ici omettre avec soin les purgatifs aloétiques

et autres semblables, et s'adresser aux purgatifs que les observateurs regardent comme
agissant plus directement sur les premières
voies.

Nous supprimons, à dessein, un certain
nombre d'autres observations qui pourraient
avoir place en cet endroit, nous rappelant à la
fois que ce petit ouvrage s'adresse surtout à des
praticiens, déjà instruits plus ou moins, et que
le *grand art d'ennuyer est celui de tout dire.*

Mais nous ne pouvons passer sous silence
quelques précautions, qui se rapportent au
procédé lui-même de l'application immédiate
des sangsues :

Le tube de verre que nous avions conseillé
explétivement dans notre premier Mémoire,
nous a été toujours inutile, et il nous paraît
qu'il doit l'être toujours : les doigts suffisent,
mais il est convenable de les aider de la pince
à pansement.

Nous avons continué de remarquer que la
muqueuse du col de l'utérus est moins sen-
sible que la peau aux piqûres des sangsues ;
mais en général elle fournit plus de sang que la
peau. Il est donc prudent de n'appliquer qu'un
petit nombre de sangsues à la fois, dans les cas
ordinaires.

L'écoulement sanguin peut se continuer assez long-temps après l'application des sangsues, et assez abondamment. Il est donc convenable de revoir la malade, quelque temps après cette petite opération, et peut-être plusieurs fois.

D'après ces faits observés d'ordinaire, mais qui ne se sont jamais élevés jusqu'à donner de l'inquiétude même aux malades, on pourrait établir comme règle générale, qu'après cette application immédiate des sangsues, des injections très-légèrement acidulées et froides devraient être pratiquées, du moins dans le plus grand nombre des cas.

Chez les femmes un peu nerveuses : à la suite de cette petite opération, soit par un effet fort communément observé chez les femmes nerveuses après les saignées, soit par l'espèce de gêne et d'ennui qu'elles ont eue à supporter, se prononcent quelquefois des mouvemens nerveux, des spasmes irréguliers ; quelques cuillerées d'eau de fleurs d'oranger suffisent pour les dissiper en général.

Mais instruit de ces effets accidentels de la petite opération qui nous occupe, le médecin, en agissant sur le moral de la malade, qu'il reconnaît inclinée vers ces mouvemens nerveux, les préviendra d'ordinaire et en empêchera le développement.

Mais nulle part, en nulle autre affection, le médecin n'a autant à agir sur le moral de ses malades. Ne résulte-t-il pas des faits que nous avons signalés, qu'il est souvent dans l'obligation de proposer à une femme, gravement menacée, mais qui ne se croit que très-légèrement indisposée, une petite opération qu'elle regarde comme fort considérable, et qui présente, pour une femme pudique, des circonstances révoltantes? Il faut avouer tout cela, et reconnaître cependant que le salut de cette malade exige cette opération et sollicite tout l'art du médecin. Cet art sera d'abord de disperser tous ces nuages effrayans, toutes ces illusions, quelque légitimes qu'elles soient, et de persuader cette opération, si redoutée et si nécessaire.

Il sera facile de faire voir que cette opération n'a rien de terrible, que ses instrumens ne sont point formidables. Quelques sangsues, dont on use tant ailleurs, et une espèce de cône en cristal : c'est à cela que se réduit le plus souvent cet appareil, qu'on se représente comme si imposant.

Le plus difficile, est d'ordinaire d'éclairer la

pudeur et de lui faire accepter les sacrifices que prescrit la santé. La pudeur, qui est un des attributs les plus remarquables de l'espèce humaine, et qui a sur ses destinées des influences qu'il ne nous appartient pas de considérer en ce moment ; la pudeur, qui sauva de la fureur du suicide les filles de Milet, qui honora les derniers instans de Polixène et de Lucrèce, qui n'abandonna pas même Jules César (*Suét.*) tombant sous le fer des conjurés ; la pudeur, présente quelquefois ici des obstacles insurmontables, lorsque la raison ne parvient point à l'éclairer de sa lumière.

Les efforts du médecin doivent tendre à faire reconnaître, qu'une pudeur inopportune n'est plus qu'un estimable défaut, *amabile vitium*, selon l'expression de Quintilien ; qu'elle cesse d'avoir la vertu pour compagne, qu'elle n'est plus qu'une timidité malheureuse, et peut-être pire que cela. Il faut redire ici ce que Cicéron a dit de la guerre, que la *pudeur y est dangereuse*, rien de plus vrai. *Rebus semper pudor absit in arctis* (Val. Flacc.), rien de plus nécessaire dans cette situation, qui est souvent si près d'un mal incurable.

Mais cette pudeur doit rester unie tout entière au ministre de la santé, et plus qu'ailleurs

honorer les œuvres du médecin et les mer—
veilles de son talent : *Pudicum esse primum
virtutis honorem* (Hor.).

Cette pudeur du médecin est née avec son
art lui-même ; le serment des médecins de
Cos en est un admirable monument : *In quas-
cumque domos ingressus fuero ad ægrotan-
tium ingrediar salutem, alienus ab omni in-
juriâ... præsertim rei venereæ....* Le livre *du
Médecin* nous représente encore les mêmes
pensées : *Medicus animum habeat modestum...
etiam... reliquam vitam probè compositam...
bonis ac honestis moribus præditum. Quum
talis fuerit, omnibus venerandus ac humanus
judicabitur.* Tout, dans l'antiquité grecque, la
seule que nous ayons à citer, enseigne au médecin la chasteté et la pureté. On se rappelle
que l'Esculape des Lacédémoniens était sur-
nommé *Agnites* (*ex* αγνω); il portait à la
main une branche d'*agnus castus :* et l'on sait
ce que signifiaient ces symboles.

Mais en ne considérant que la nature des
choses et le but constant de l'art, la pudeur
du médecin , pudeur assez différente toutefois
de la pudeur de la jeune vierge, est ici une
nécessité, et les expressions réservées qu'elle
inspire sont ici un moyen de succès. Elle

donne à des intentions salutaires, un langage vrai et pur, qui finit par être entendu de la pudeur elle-même.

Il ne s'agit plus que de répondre à l'honorable confiance accordée à la probité et au talent.

Le toucher méthodique doit être pratiqué, et par le médecin lui-même, avons-nous déjà dit ; ensuite le *speculum*, d'abord le *speculum* en cristal, puis le *speculum* brisé, s'il le faut, viendront, en éclairant le médecin, préparer la malade à la petite opération, et la familia-riser avec elle en quelque sorte.

Quand le moment de cette petite opération sera venu, il paraîtra toujours convenable, lorsque la chose sera utilement possible, de la faire pratiquer, cette petite opération, par une sage-femme instruite, intelligente ; elle devra être d'ailleurs surveillée, de temps en temps, par le médecin lui-même.

Le *speculum* en cristal et l'emploi de la sage-femme comme opérateur, sont deux moyens extrêmement importans, en ce sens, qu'ils rendent cette opération beaucoup moins effrayante, pour un grand nombre de ma-lades : ils tendent donc à multiplier ses succès.

Nous avons recommandé , pour consoler en quelque sorte la pudeur des femmes , des recherches dans l'arrangement des draps et des serviettes, qui doivent les couvrir entière-ment : nous le recommandons encore. Rien de mieux que de leur persuader, s'il se peut, qu'il ne s'agit ici que d'une *abstraction* , pour ainsi dire , *d'une certaine tumeur*, *placée au fond d'un speculum.*

Durant le cours de cette petite opération , le médecin devra faire entendre de ces paroles encourageantes ou modératrices , de ces pa-roles qui consolent , qui donnent de l'espoir , qui transportent l'imagination, loin de la gêne et de l'ennui. Ces paroles ne sauraient être pres-crites : elles lui seront inspirées , s'il est homme d'esprit; il les prononcera sans affectation et elles auront le succès qu'il désire. Tout cela n'est pas seulement convenable , mais très-nécessaire : et je dois en avertir celui qui prétendrait abré-ger sa tâche et abandonner ici des malades d'une sensibilité si vive, alors même que dissi-mulée ou concentrée, elle paraîtrait absente. Je veux en avertir ce spectateur oisif et silencieux d'une position si exigeante : en vain elles ont accordé ce qu'elles devaient à l'urgence de leur situation physique , leur moral est fatigué, blessé , comme outragé ; elles ne seraient donc point sans ressentiment et sans mépris, à l'égard du médecin qui ne tiendrait aucun compte de ces sentimens, si divers et si délicats, dont elles sont affectées dans ces circonstances extraor-dinaires, et qui du moins n'essayerait pas de leur répondre. Elles lui supposeraient un esprit et un cœur, ou incapables, ou indignes de les comprendre.

RÉSUMÉ.

Je termine ici ce petit ouvrage , que le lecteur a pu trouver trop long : il est certain du moins que je n'ai pas eu le temps de le faire plus court. Je pourrais l'augmenter encore de diverses considérations , qui ne seraient pas , ce me semble, sans quelque utilité , mais la crainte d'abuser enfin , et cette pensée, que ces pages sont en particulier destinées aux praticiens, me font borner ici notre carrière ; et tel a été l'espace que nous avons parcouru :

§§ I des 1re et 3e Parties.
(Pages 3—6, et 57—65.)

Nous avons essayé de faire mieux connaître la phlegmasie chronique avec engorgement du col de l'utérus : nous avons signalé ses causes les plus ordinaires, causes nombreuses et multipliées d'une affection extrêmement fréquente et susceptible d'une dégénérescence funeste. Nous avons étudié en particulier quelques-unes de ces causes, qui modifient l'affection elle-même, et appellent dans son traitement des modifications correspondantes.

§§ II DES 1ʳᵉ ET 3ᵉ PARTIES.

(Pages 6—9, et 65—74.)

Nous avons ensuite fait remarquer les apparences diverses, les voiles différens sous lesquels cette affection est fort souvent cachée : nous avons fait connaître les difficultés variées de son diagnostic et indiqué les routes à suivre pour les éviter, ou les surmonter.

§§ III DES 1ʳᵉ ET 3ᵉ PARTIES.

(Pages 9—12, et 74—80.)

Cette affection, reconnue si fréquente, si dangereuse, comment la guérir ? Les moyens ordinaires, employés par les hommes les plus habiles se trouvent souvent insuffisans. Ils le seraient moins souvent, avons-nous dit, si le praticien employait, dans une plus large mesure, et avec une espèce d'opiniâtreté, les saignées révulsives.

§§ IV DES 1ʳᵉ ET 3ᵉ PARTIES.

(Pages 13—18, et 80—88.)

Après l'emploi de ce moyen héroïque, et de tous ceux que la plus saine pratique a consa-

(113)

crés, un moyen excellent, héroïque lui-même,
c'est l'application immédiate des sangsues sur
le col de l'utérus, sur le museau de tanche.
L'analogie promettait à cette méthode de traitement, tous les succès qu'elle est destinée à
produire : l'expérience les garantit, et ces succès existent en ce moment, au-delà des premières espérances qu'on avait pu concevoir.

§§ V DES 1re ET 3e PARTIES.
(Pages 18—31, et 88—95.)

Appelons au secours de cette thérapeutique
nouvelle, les spéculums modernes, préférables
aux anciens ; modifions-les de façon à ce qu'ils
rassurent l'imagination des malades, au lieu de
l'effrayer, et qu'ils servent d'abord l'exploration médicale et la science des maladies utérines, avant d'être l'un des moyens de la plus
petite des opérations.

§§ VI DES 1re ET 3e PARTIES.
(Pages 31—36, et 95—110.)

Et enfin, dans l'indispensable nécessité,
alors que toutes les autres ressources de l'art
auront été épuisées, pratiquons, hâtons-nous
de pratiquer l'application immédiate des sangsues, avec tous les soins possibles : n'oublions

aucune précaution utile, n'omettons rien de convenable : environnons notre méthode de tout ce qui peut lui assurer des succès sans nuage ; et recherchons encore de semblables succès, dans les autres affections qui intéressent le même organe.

Tels sont les différens points que nous avons essayé de toucher dans ce petit Mémoire : heureux si notre zèle parvient à exciter le zèle de plus habiles que nous.

Heureux, si d'abord nous faisons reconnaître toute l'importance de la maladie qui nous a occupés, et si nous parvenons à appeler sur elle l'attention et les travaux des médecins éclairés :

Elle est déjà fort considérable par sa *fréquence extrême*. Me tromperais-je en disant que dans les grandes villes les affections du col de l'utérus sont aussi fréquentes que certaines affections intestinales, qui leur ressemblent d'ailleurs à tant d'égards ? En particulier, n'est-il pas remarquable que certaines affections de l'estomac et d'autres portions du canal intestinal, puissent exister à un certain degré , sans douleur, qu'elles puissent être méconnues, confondues avec l'hypochondrie, appelées faiblesse d'estomac, indigestions, etc. : et la phlogose chronique du col de l'utérus, n'a-t-elle pas offert de semblables traits à notre observation ? Le squirrhe et le cancer succèdent trop souvent à cette double affection ; et sous le rapport de ces *dégénérescences funestes*, que l'art doit s'appliquer à prévenir, le sujet que nous avons traité est encore infiniment important.

Il doit être enfin considéré sous un dernier rapport. Un certain nombre d'observations nous ont conduit à penser que la phlegmasie chronique du col de l'utérus est une des causes les plus ordinaires de l'*infécondité* de beaucoup de femmes. Il nous paraît que le col de l'utérus étant dans cet état, la conception n'a pas lieu. On pourrait donner des raisons physiologiques de ces résultats; et ces raisons s'offriront facilement à l'esprit du lecteur instruit. Nous nous bornerons à déclarer que nous n'avons pas observé de femmes actuellement affectées de cette maladie, qui soient devenues enceintes, toutes les autres circonstances étant favorables ; beaucoup de femmes qui se plaignaient de leur stérilité, portaient en effet cette maladie qu'elles ignoraient ; chez plusieurs, la conception a eu lieu après la guérison de la maladie ; telles et telles femmes ont été fécondes, jusqu'au moment où s'est développée une phlegmasie chronique avec engorgement du col de l'utérus, et depuis ce temps elles ont cessé de l'être. Mais quel est le médecin qui ne se rappelle un grand nombre de faits en harmonie avec ceux que nous venons d'indiquer ? Jetez les yeux autour de vous, vous praticiens, qui avez l'intime confiance d'un grand nombre de familles : considérez-les, en ce moment, sous le rapport des enfans qu'elles désirent ; certaines femmes sont infécondes à vos yeux pour telles causes étrangères à celle-ci ; mais pour bien d'autres femmes, vous rappelez-vous ces aménorrhées, ces ménorrhagies, dont on vous a parlé : ou cette répugnance pour le devoir conjugal : ou ces douleurs, éprouvées lorsqu'il s'accomplit ; ou telle de ces autres apparences que nous avons signalées et sous lesquelles se trouve souvent cachée une inflammation chronique du col de l'utérus ? Mais ajoutez, s'il le faut, aux notions que vous possédez, celles que peut fournir le toucher méthodique, le *spéculum :* et dites-nous si en effet cette fréquente affection n'est pas un obstacle fréquent à la fécondation.

Ces spéculations sont-elles légitimes? La maladie qui a excité notre zèle mériterait encore l'attention du médecin et du philosophe, sous les rapports de la population, du bonheur des ménages et de la satisfaction des mères ; et la méthode de traitement que nous proposons aurait le triple avantage de guérir une affection fréquente, susceptible de dégénérer d'une manière funeste et qui, dans ses rudi-mens, est déjà un obstacle à la procréation des enfans.

NOTES.

Note A.

J.-P. Franck , L. III , *De exanthematibus* , pag. 28 , 29 et 30 , s'exprime ainsi :

Internum *quoque et ad viscerum superficiem residens haberi* erysipelas, *à veteribus creditum, à recentioribus vero in dubium vocatum est. Novimus tamen, non modò in viventibus encephalitidem, otitidem, peripneumoniam, enteritidem, singulasque inflammationum species, comparente ad externam corporis superficiem erysipelate protinùs disparuisse; hoc ipsum vero ac externis genitalibus, sine interruptionem phlogosis, per vaginam ad uterum; à facie ad fauces, asperam arteriam, pulmonem, cœterasque ad partes internas manifestè penetrasse; sed etiam in cadaveribus ad urethram, vesicam, vaginam, uterum, ovaria, intestina, ventriculum, hepar; in pectore ad pleuram, bronchia, pericardium, cor ipsum, ac vasa majora; in calvaria ad meninges, ad cerebrum ipsum, frequentiùs certe erysipelatosa, quam phlegmonosa occurrit inflammatio. Ex mammarum schirrho, dexterrimá licet manu, per cultrum ablato, erysipelas in singulis ferè corporis externi partibus, ac tandem lethalis peripneumonia successit; postquam*

pulmones undique correptos erysipelate , ex flammeo ru-
bentes , nec duros , sed copioso sero innatantes cons-
peximus ; ac pars plurima certe peripneumoniarum ma-
lignarum (§ 190) cum erysipelate pulmonum incedit ;
nec durius , nec cocto similis hepati ac ponderosus in
cadaveribus pulmo in illis detegitur. Nullum ergo de IN-
TERNI ERYSIPELATIS *frequentia dubium super esse potest ;*
licet signa characteristica , quæ hunc potiùs , quam
phlegmonosam affectionem ad viscera indicent : nisi ab
externo et retropresso erysipelate, aut à manifesta interni
hujus mali ad externam partem non interrupta conti-
nuatione , ex epidemica persectiones pathologicas con-
firmata morbi indole, ex cachectia subjecti constitu-
tione ac prona in erysipelas natura, ac demum ex causis
inflammationi veræ parum faventibus, desumatur : ad-
duci non queant.

Note B.

Nous nous sommes servis, dans le cours de cet ouvrage, de cette expression : *maladies laiteuses ;* mais
nous ne prétendons point déterminer ainsi la nature
propre de ces maladies : nous ne prétendons point
qu'elles soient véritablement dignes de leur nom; nous
avons voulu seulement indiquer aux praticiens, bien sûr
d'être compris par eux, ces maladies que l'on observe
si souvent chez les femmes accouchées, principalement
chez celles qui n'ont pu allaiter elles-mêmes leur enfant,
ou qui ont été obligées de cesser de nourrir, ou trop tôt
ou trop brusquement, maladies qui ont d'ailleurs beaucoup de ressemblance avec celles que les mêmes praticiens voient se développer dans ces situations patholo-

giques où existe, selon eux, une espèce de pléthore lymphatique.

Si nous avions à donner notre avis sur ces discussions assez vives, agitées au sujet des maladies laiteuses, le parti que nous prendrions serait celui du *doute;* et lorsque l'on considère les vicissitudes que, depuis un petit nombre d'années, la doctrine des maladies laiteuses a successivement éprouvées, il semble en effet que ce soit le meilleur parti, et l'on se rappelle ce mot de Bacon : *Error est impatientia dubitandi.....*

Nous avons été nous-même témoin de ces vicissitudes : et cette partie de l'histoire des théories et des opinions en médecine, s'est déroulée devant nos yeux.

Elle n'est pas encore très-éloignée de nous cette époque où, par exemple, le liquide des péritonites puerpérales était réputé du *petit lait,* où les flocons albumineux que contient ce liquide n'étaient autre chose que le *caseum* du lait ; en un mot, toutes les maladies des femmes accouchées étaient alors laiteuses, en ce sens qu'elles étaient produites par le lait dévié et sorti de ses canaux naturels.

Les opinions ont changé, et l'on se croit aujourd'hui plus éclairé à cet égard ; mais nos modernes me paraissent, en général, injustes envers leurs devanciers; ils triomphent avec insulte, et le plus grand nombre paraît ignorer que les apparences physiques n'avaient pas seules conseillé aux médecins du temps leur doctrine des maladies laiteuses. Il y avait alors, comme aujourd'hui, de bons esprits, et ils n'avaient pas manqué de consulter la chimie sur ces apparences. En particulier, Selle, médecin prussien, qui a donné des histoires intéressantes de fièvre puerpérale et à qui l'on a fait dire

*qu'il aurait pu faire un fromage, avec le lait qu'il avait
trouvé dans l'abdomen d'une femme* [1] *; Selle, qui n'a point
dit cela; Selle, qui était un homme fort judicieux, avait
interrogé le chimiste Hermbstadt sur la nature du liquide
que présentent les péritonites puerpérales. Il lui avait
envoyé deux chopines d'une humeur très-fétide, trouvée
à l'ouverture d'une femme accouchée, mais qui paraissait
cependant sous la forme d'un lait frais..... et le chimiste
lui avait répondu, après l'avoir soumise à l'examen :*
« *La liqueur que vous m'avez envoyée est un véritable*
» *lait.* » (Observations de médecine, traduites de l'allemand du docteur Selle, par Coraï, p. 223.)

Pour le docteur Selle, il n'est pas aussi tranchant que
son chimiste, et dans ses conclusions, il se borne à dire
de la péritonite puerpérale : « Ainsi la nature de cette
» maladie consiste en un amas d'humeurs corrompues
» dans le bas-ventre, qui sont, *ou du lait, séparé déjà*
» *par les organes destinés à cette sécrétion, ou une*
» *humeur destinée à former du lait.* » (Loco citato,
p. 224.)

Et plus loin il ajoute : « Quand même on ne voudrait
» pas, à la rigueur, appeler *dépôts laiteux* les humeurs
» épanchées dans la fièvre puerpérale, il sera toujours
» certain que *cette lymphe est souvent* mêlée avec du lait
» corrompu transporté d'ailleurs. »

Telle était, au vrai, la doctrine de Selle, et des
hommes de son temps en quelque sorte, et cette doctrine
n'était pas aussi hasardée, aussi superficielle, aussi ridicule en un mot, qu'on a bien voulu le dire et que

[1] Art. *Déviation*, du Dictionnaire des Sciences médicales, p. 111.

beaucoup d'ignorans le croient ; et enfin, s'il y avait de l'erreur dans la manière de voir sur ce point de la science, il faut dire aussi que **MM.** les chimistes, qui ont le bonheur de s'exercer sans cesse sur des objets évidens et sensibles, y étaient du moins pour quelque chose.

La doctrine qui a succédé à celle-ci et qui prévaut encore en ce moment, c'est que le liquide des péritonites est le même chez les hommes et chez les femmes accouchées : c'est que chez ces dernières, et dans l'état puerpéral, ce liquide n'est nullement laiteux. On a de même nié les *dépôts laiteux ;* et enfin on a proposé de retrancher du langage médical le nom de *maladies laiteuses ,* comme tout-à-fait impropre. (Dict. des Sc. Méd., *Maladies laiteuses.*)

C'est là, disons-nous, l'opinion qui prévaut encore aujourd'hui. On la trouve exprimée, en général, d'une manière fort tranchante, dans les écrits de notre époque; et nos contemporains n'ont point épargné à leurs devanciers le blâme et les plaisanteries. Je n'insisterai pas à cet égard; ce que je dirais est connu de tout le monde, et sur ce point il est inutile d'entrer dans de plus grands détails.

Bien entendu que l'analyse chimique a confirmé, dit-on, « l'analogie parfaite qui existe entre le pus de
» toutes les inflammations des membranes séreuses, soit
» pendant la durée des couches et de l'allaitement, soit
» dans d'autres circonstances, et chez des individus de
» tout âge et de sexes différens. Jamais on n'a trouvé,
» dans les prétendus dépôts laiteux, aucun caractère du
» lait, ni matière caséeuse, ni beurre, ni sucre de lait,
» mais seulement dans tous de la gélatine, de l'albumine,

» de l'eau et des sels. » (Dict. des Sc. Méd. , *Maladies laiteuses.*)

Voyez encore les analyses chimiques consignées dans les dissertations inaugurales de MM. Gasc et Desserin....

De Par MM. les chimistes et physiologistes, il est donc défendu au lait, de se montrer ailleurs que dans les mamelles des accouchées : il lui est interdit de se présenter ailleurs, quelque part que ce soit.

Cependant il semble que de nouvelles destinées soient offertes, à cet égard, aux *théories laiteuses* : un nouvel avenir se prépare pour elles en quelque sorte ; et toujours MM. les chimistes y auront contribué.

D'abord, quelques hommes qui cultivent d'une manière distinguée l'anatomie pathologique, ont commencé par reconnaître des différences assez notables entre les péritonites ordinaires et les péritonites puerpérales. Selon M. Lallemand, en particulier, l'épanchement est dans ces dernières, en général, beaucoup plus considérable : il est plus floconneux, moins adhérent à la membrane séreuse, qui elle-même est alors d'un blanc mat et à peine injectée. (V. Recherches sur les Métastases, par M. Charmeil, *Metz*, 1821 , p. 106.)

Et voici que M. Charmeil, lui-même, a observé, sur une femme accouchée, des métastases laiteuses diverses, des urines laiteuses, des matières laiteuses rendues par le vomissement, etc. ; et la présence de plusieurs élémens du lait semble avoir été reconnue dans ces matières, au moyen d'analyses faites par un chimiste fort instruit et fort exact, M. le professeur Serulas, pharmacien en chef à l'hôpital militaire d'instruction de Metz ; Voyez p. 55, en particulier : « A la surface du liquide *vomi*, se » trouvait une *véritable crème*, » et plus loin : « Le ré-

» sidu du liquide évaporé et desséché a conservé tous
» les caractères du *fromage,* etc. »

L'observation publiée par M. L. Marchelli, de Gênes
(Mém. de la Soc. d'émulation de Gênes, t. II, p. 71),
n'est pas moins curieuse : elle nous présente l'histoire
d'une femme naguère accouchée, chez laquelle le lait
disparaît subitement; il se forme des dépôts aux mall-
léoles, et ces dépôts renfermaient du lait qui avait la
couleur, *l'odeur,* le *goût,* la consistance du *lait de
femme,* et *une analyse comparative,* dit M. Marchelli,
prouva que ce n'était pas autre chose que du lait.

On se rappelle que M. Cabale a fait, sous la direction
de M. Vauquelin, l'analyse d'une urine *véritablement
laiteuse.* (Voyez Annales de Chimie, t. 55.)

Le détail des expériences auxquelles on a soumis ce
liquide est singulièrement remarquable : « Tous les
» acides l'ont coagulé même à froid, comme ils coagu-
» lent le lait; le coagulum avait la même couleur, la
» même élasticité et le même cri sous les doigts, que le
» fromage précipité par les acides.... La potasse caus-
» tique dissout abondamment cette substance.... l'alcool
» ne la dissout nullement, il la durcit au contraire....»
Plus tard, le même chimiste se livre à des expériences
comparatives avec le fromage de lait bien écrêmé ; et ce
sont des résultats tout semblables, les deux subtances se
comportent de la même manière avec l'eau, les acides,
les alcalis, la noix de galle, etc.

Cette urine avait été rendue par une dame qui depuis
long-temps était veuve.

D'autres faits analogues à ceux-ci se trouvent con-
signés dans la Bibliothèque médicale, t. 57, p. 366 et
suivantes.

Faudra-t-il donc reconnaître, à notre grand étonnement, que le lait, qui semblait à jamais banni par les doctrines modernes des situations où il vient de se présenter à nous, s'est réellement offert à l'observation dans ces situations elles-mêmes, non-seulement chez de nouvelles accouchées, mais encore chez des femmes qui depuis long-temps avaient cessé tout allaitement ?

Mais ne nous arrivera-t-il pas de voir plus encore, et n'a-t-on pas trouvé des matières laiteuses chez l'*homme* même? *Exemple :* Les urines dont il est question au Journal de Physique (février 1812), et qui présentaient une quantité assez considérable de caséum ; ces urines avaient été émises par un homme d'une quarantaine d'années. *Exemple :* Une matière crêmeuse, rendue par l'urètre en l'absence de l'émission des urines, dans les paroxysmes d'une inflammation de la vessie et de ses annexes ; matière crêmeuse que nous avons vue et que nous avons recueillie nous-même auprès du malade : elle était en trop petite quantité pour être analysée exactement, mais elle a été du moins pour un de nos plus habiles chimistes, M. Robiquet, la matière des observations suivantes : « Elle se rapprochait du lait » avec lequel elle avait quelque analogie d'odeur...... » tandis que la matière blanche qui en troublait la » transparence et qui n'y était qu'en suspension, con-» tractait à la longue une odeur de fromage très-pro-» noncée.... » *Exemples :* Quelques faits remarquables entre tous les faits indiqués par Plouquet aux articles, *urina lactea*.... (Voyez *Litteratura medica digesta*.)

Et puisqu'on trouve, même chez l'homme, des matières *caséeuses, laiteuses,* ne se pourrait-il pas qu'on retrouvât quelquefois dans certaines péritonites puerpérales, dans certains dépôts, chez des femmes naguère accouchées, et dont les seins, distendus par le lait, se sont subitement affaissés.... qu'on retrouvât quelque chose de laiteux.... le moins du monde ?... Je n'en sais rien ; je ne dirai même pas que cette chose soit possible, et me garderai de prétendre que nous sommes inclinés vers des doctrines assez semblables aux théories du docteur Selle ; je veux seulement faire remarquer que pour ne pas douter où il faut :

Est vertigo quædam, et agitatio perpetua, et circulus.

BACON.

ERRATUM.

Pag. 69, lign. 19, *au lieu de* : pénétrations, *lisez* : pénétration.

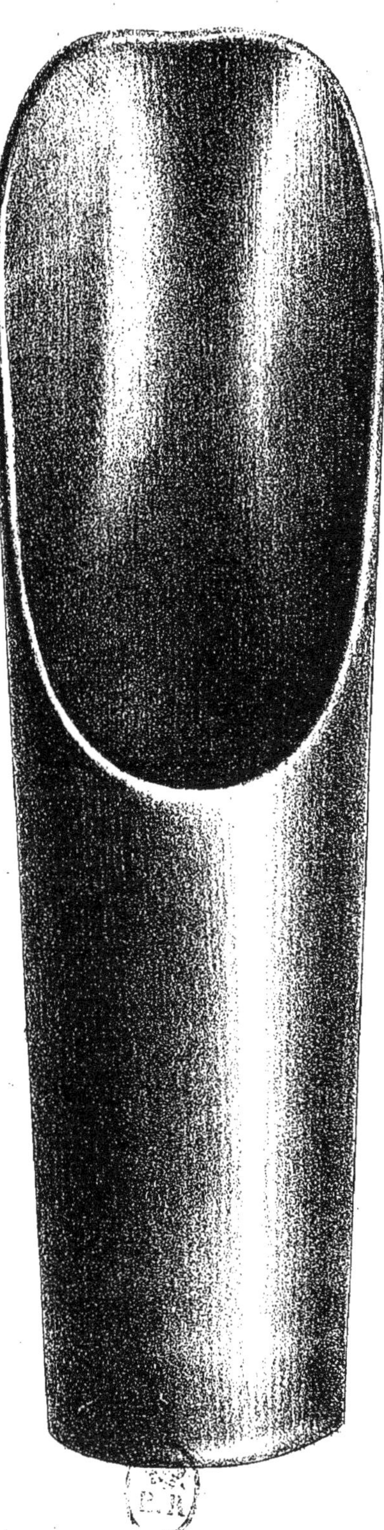

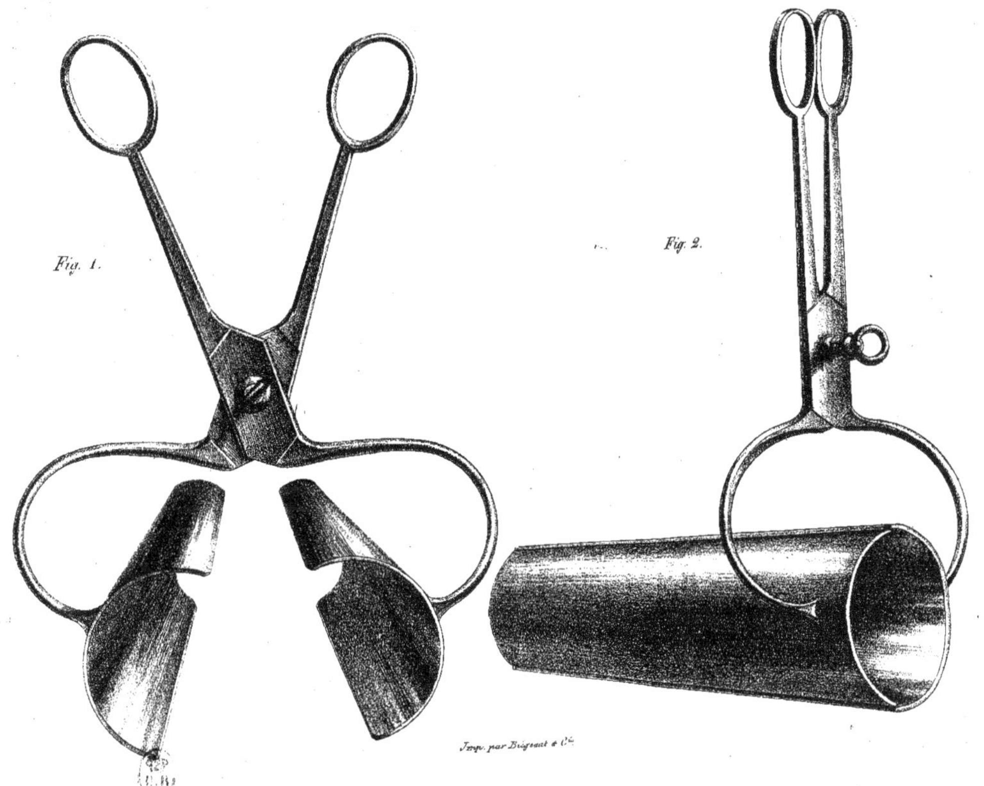

Fig. 1.
Fig. 2.
Imp. par Brigeaut & Cie